AF824352

Il est parfois difficile de s'y retrouver dans le monde du cancer

Laissez-vous guider par les NCCN Guidelines for Patients®

- ✓ Des guides étape par étape sur les options de soins contre le cancer susceptibles de donner les meilleurs résultats
- ✓ D'après les directives de traitement utilisées par les professionnels de santé dans le monde entier
- ✓ Conçus pour vous aider à discuter du traitement contre le cancer avec vos médecins

National Comprehensive Cancer Network®

Les NCCN Guidelines for Patients® sont élaborées par le National Comprehensive Cancer Network® (NCCN®)

NCCN

- Alliance de centres de lutte contre le cancer de premier plan à travers les États-Unis, qui se consacrent à la prise en charge des patients, à la recherche et à l'information

Centres de lutte contre le cancer qui font partie du NCCN : NCCN.org/cancercenters

NCCN Clinical Practice Guidelines in Oncology (NCCN Guidelines®)

- Élaborées par des médecins des centres de lutte contre le cancer du NCCN sur la base des dernières recherches et de leurs années d'expérience
- Pour les prestataires de soins contre le cancer dans le monde entier
- Recommandations de spécialistes pour le dépistage, le diagnostic et le traitement du cancer

Disponibles gratuitement en ligne sur NCCN.org/guidelines

NCCN Guidelines for Patients

- Présentent les informations des NCCN Guidelines dans un format accessible
- Destinées aux personnes atteintes d'un cancer et à celles qui les soutiennent
- Expliquent les options de soins contre le cancer susceptibles d'avoir les meilleurs résultats

Disponibles gratuitement en ligne sur NCCN.org/patientguidelines

Ces NCCN Guidelines for Patients sont basées sur les NCCN Guidelines® pour le dépistage du cancer colorectal, version 2.2021 - 13 avril 2021.

La **NCCN Foundation** vise à soutenir les millions de patients touchés par un diagnostic de cancer ainsi que leurs proches, en finançant et en distribuant les NCCN Guidelines for Patients. La NCCN Foundation s'engage également à faire progresser le traitement contre le cancer en finançant les médecins prometteurs américains, qui sont au centre de l'innovation dans la recherche contre le cancer. Pour plus de détails et pour le catalogue complet des ressources destinées aux patients et aux aidants, rendez-vous sur NCCN.org/patients.

National Comprehensive Cancer Network (NCCN) / NCCN Foundation
3025 Chemical Road, Suite 100
Plymouth Meeting, PA 19462, États-Unis
+1 215.690.0300

NATIONAL COMPREHENSIVE CANCER NETWORK®
NCCN FOUNDATION
Guiding Treatment. Changing Lives.

Les NCCN Guidelines for Patients sont financées par la NCCN Foundation®

Pour faire un don ou pour en savoir plus, rendez-vous sur le site NCCNFoundation.org/donate ou envoyez un e-mail à PatientGuidelines@NCCN.org.

FIGHT COLORECTAL CANCER

Également avec le soutien de Fight Colorectal Cancer

Nous nous battons pour guérir le cancer colorectal et nous défendons sans relâche l'espoir de tous ceux qui sont touchés par cette maladie, en apportant un soutien éclairé aux patients, en encourageant des changements politiques importants et en soutenant des projets de recherche révolutionnaires. En tant qu'organisation ayant pour vocation d'aider la communauté à trouver des ressources fiables pour prendre des décisions de santé éclairées, nous sommes fiers de soutenir cette ressource complète.
Fightcolorectalcancer.org

Avec le soutien généreux de :

Kristina Gregory
Lois et Donald Howland
John Kisiel
Wui-Jin Koh
Elizabeth et Brian Rizor
Marianne et Gary Weyhmuller

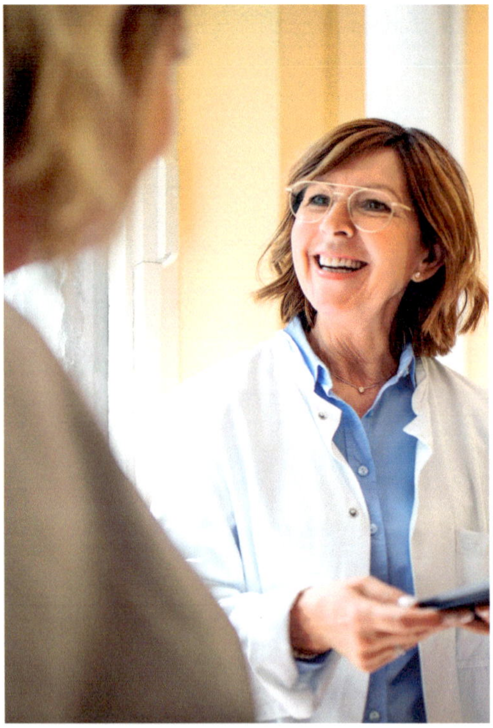
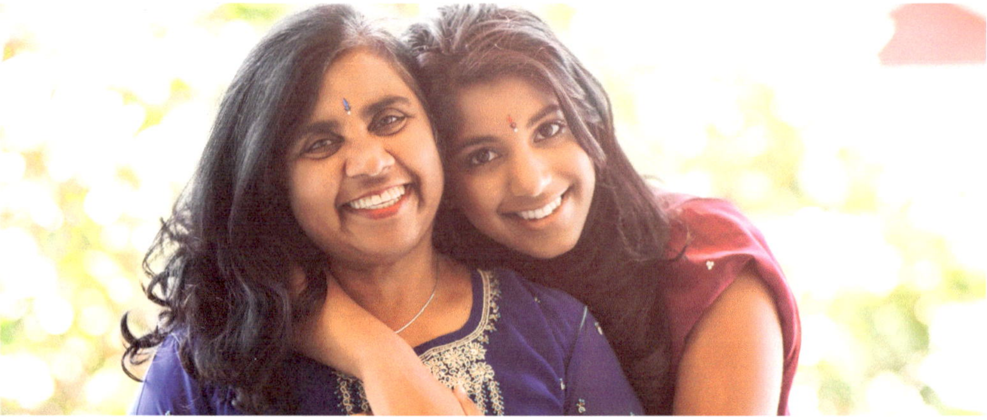
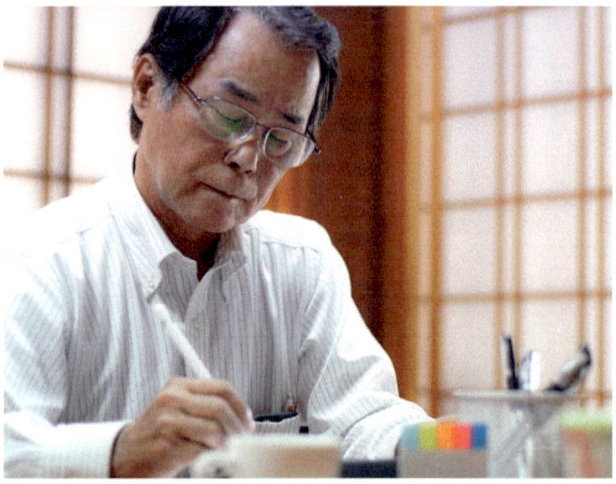
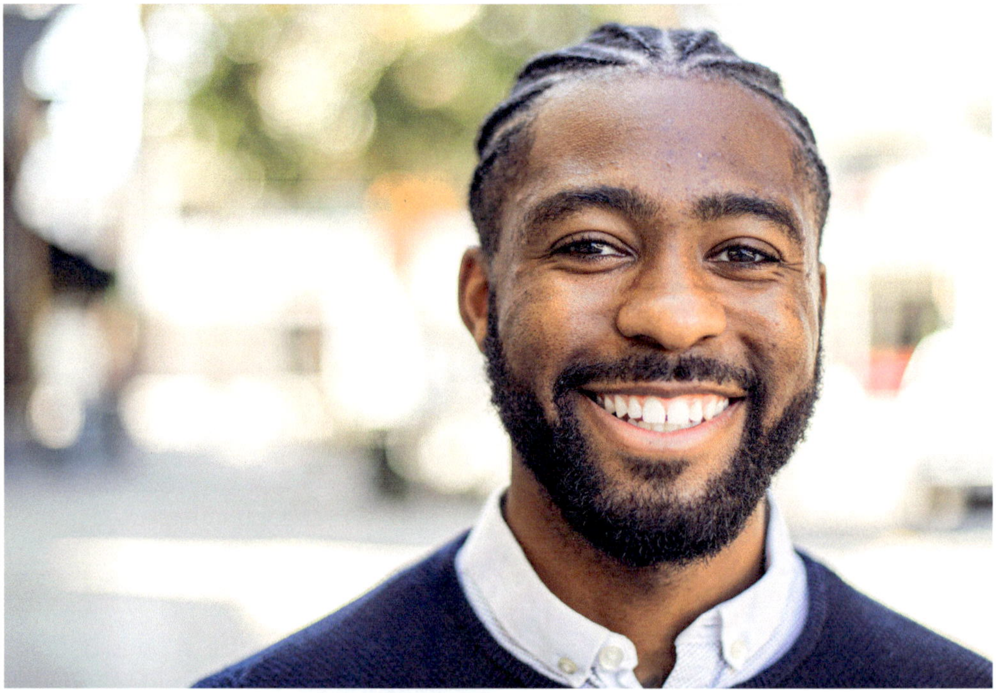
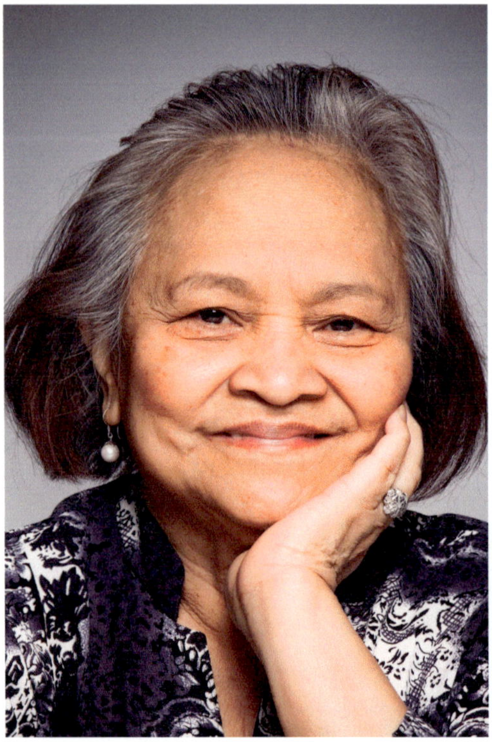
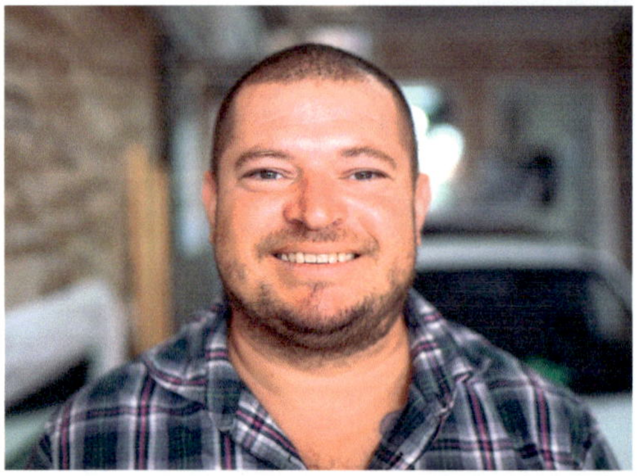
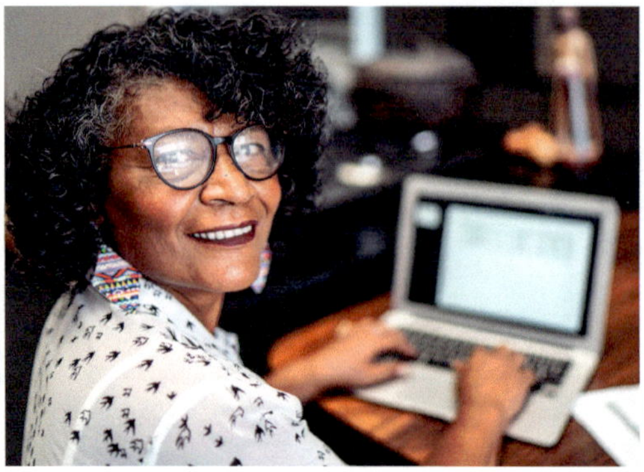
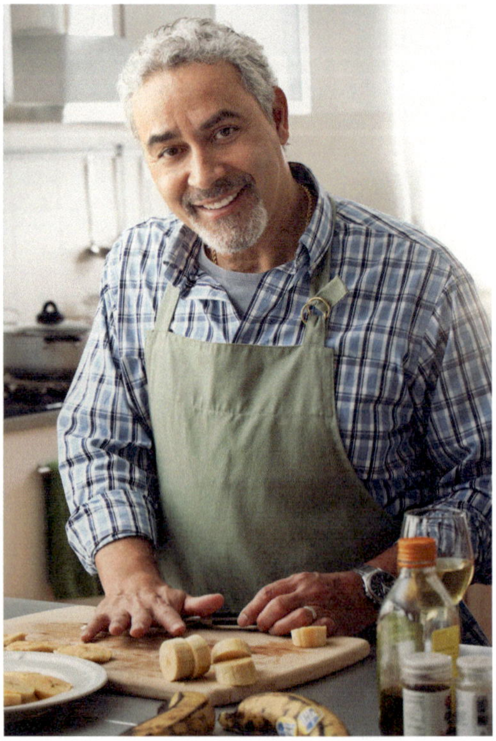

Table des matières

1
Le dépistage du cancer sauve des vies

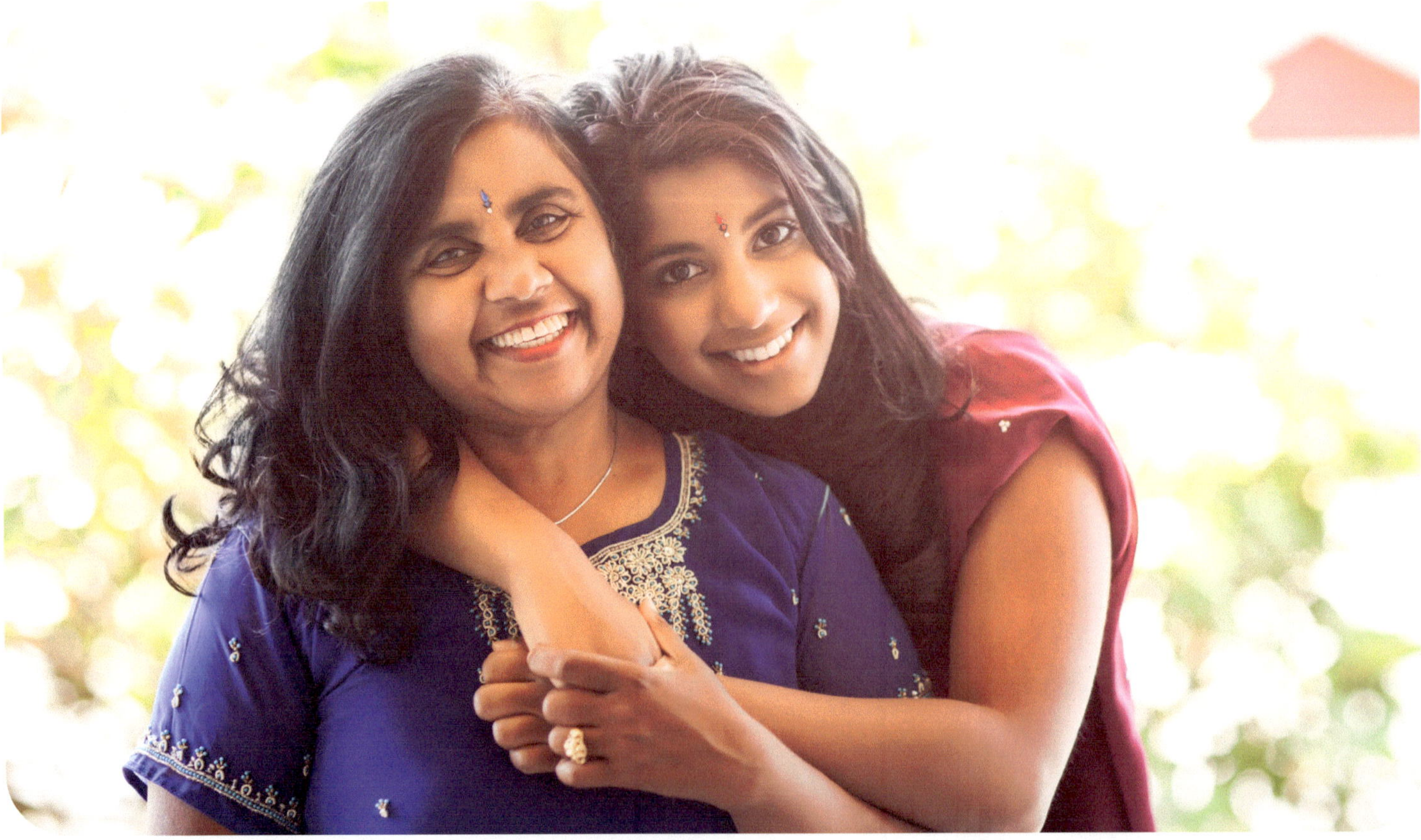

Le cancer colorectal est le troisième cancer le plus répandu dans le monde. Le dépistage peut prévenir le cancer colorectal et le détecter à un stade précoce, lorsqu'une guérison est plus probable.

Qu'est-ce que le cancer colorectal ?

Le corps humain est composé de plus de 30 billions de cellules. Le cancer est une maladie due à des cellules anormales qui se développent de manière incontrôlée. Le cancer colorectal désigne le cancer du côlon ou du rectum.

Le côlon et le rectum sont des organes du système digestif

Le système digestif décompose les aliments pour que l'organisme puisse les utiliser. Dans l'estomac, les aliments sont réduits en petits morceaux. Dans l'intestin grêle, la quasi-totalité des nutriments contenus dans les aliments sont absorbés dans le sang.

Le système digestif élimine également les aliments non digérés de l'organisme. Dans le gros intestin, l'eau et les sels sont éliminés des aliments non digérés lors de leur passage dans le côlon. Les déchets alimentaires solides sont appelés excréments ou selles. Le rectum retient les selles jusqu'à ce qu'elles sortent du corps par un orifice appelé l'anus.

Certains polypes évoluent vers un cancer colorectal

La paroi colorectale est constituée de couches de tissus. La couche la plus interne, qui entre en contact avec les selles, est appelée la muqueuse. Des zones de croissance cellulaire anormale, appelées polypes, apparaissent fréquemment sur la muqueuse.

Côlon et rectum

Le côlon et le rectum font partie du gros intestin. Le côlon est la partie la plus longue : environ 1,5 mètre. Il comporte quatre parties : le côlon ascendant, le côlon transverse, le côlon descendant et le côlon sigmoïde. Le rectum se trouve près de l'extrémité du gros intestin. Il mesure environ 12 centimètres.

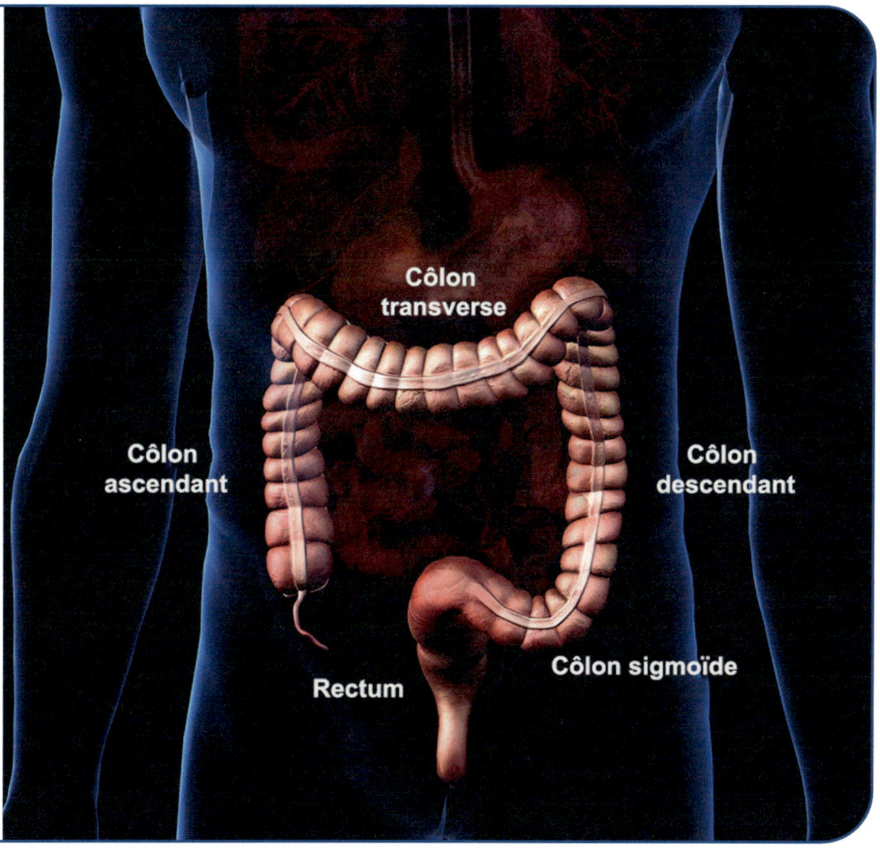

Si la plupart des polypes ne deviennent pas des cancers, presque tous les cancers colorectaux commencent par des polypes. Il existe différents types de polypes, et certains sont plus susceptibles de devenir des cancers que d'autres. Il faut plusieurs années pour qu'un polype se transforme en cancer.

Les cellules cancéreuses ont une croissance incontrôlée

Lorsque les cellules deviennent cancéreuses, elles ne se comportent pas comme des cellules normales. Elles enfreignent les règles de la croissance cellulaire normale.

- Contrairement aux cellules normales, les cellules cancéreuses ne meurent pas quand elles le devraient. Elles produisent également de nombreuses nouvelles cellules cancéreuses qui remplacent les cellules normales au fil du temps.
- Les cellules cancéreuses ne restent pas en place. Elles peuvent traverser la paroi colorectale et atteindre les organes et tissus voisins.
- Les cellules cancéreuses peuvent se propager dans d'autres parties du corps. La paroi colorectale contient des vaisseaux sanguins et lymphatiques. Une fois que les cellules cancéreuses ont atteint ces vaisseaux, elles peuvent se propager.

Les différents stades sont un moyen standard de regrouper les cancers en fonction de leur croissance et de leur propagation. Les stades du cancer colorectal vont du stade 0 au stade 4. Plus la croissance et la propagation du cancer sont graves, plus le stade est élevé.

À mesure que le cancer progresse, il peut provoquer des symptômes. Au moment où les symptômes apparaissent, le cancer est généralement avancé et plus difficile à soigner. Si le traitement n'est pas efficace, les cellules cancéreuses continuent à se développer et empêchent finalement les organes de fonctionner correctement.

Polypes du côlon et du rectum

Les polypes sont des lésions qui se développent dans la paroi colorectale. Ils se présentent sous différentes formes. Les polypes en hauteur qui ressemblent à des champignons sont appelés polypes pédiculés (à gauche). Les polypes sessiles ont un sommet arrondi et une base large (à droite).

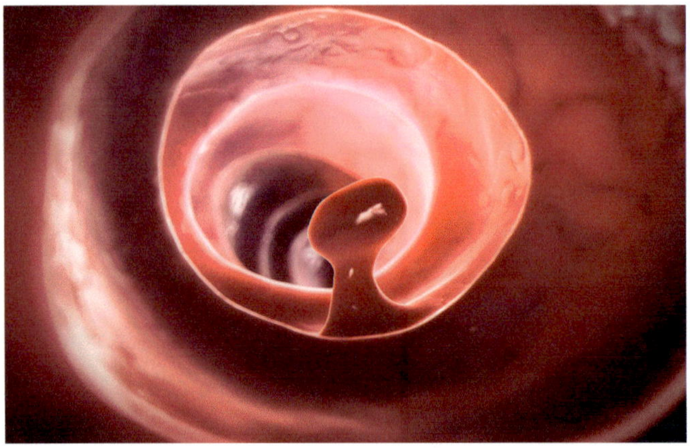

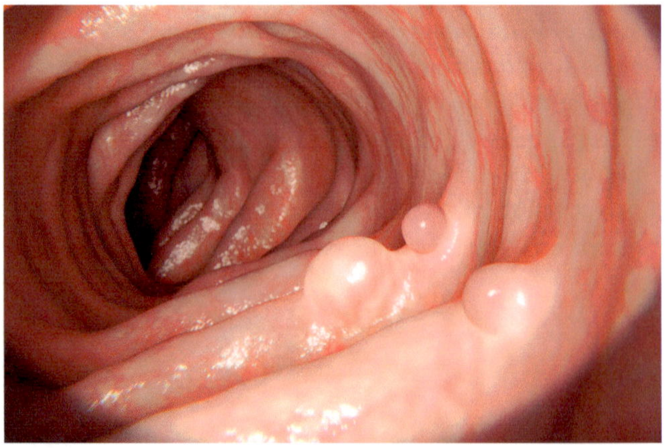

Pourquoi se faire dépister ?

Le dépistage du cancer colorectal permet de rechercher les polypes et le cancer avant l'apparition des symptômes. Il sauve des vies de deux manières :

- **Le dépistage prévient le cancer colorectal**. Le cancer est évité lorsque les polypes sont enlevés avant qu'ils ne deviennent cancéreux.
- **Le dépistage permet de détecter le cancer à un stade précoce, avant l'apparition des symptômes**. Lorsque le cancer est détecté à un stade précoce, il est plus facile à traiter ou à guérir.

Un dépistage est effectué lorsqu'une personne présente un risque de cancer colorectal. Il existe plusieurs méthodes de dépistage :

- L'**endoscopie** fait appel à un dispositif manuel qui permet aux médecins, tels que les gastro-entérologues, d'examiner l'intérieur du côlon et du rectum afin d'y chercher des excroissances anormales.
- L'**imagerie** génère des photographies de l'intérieur du côlon et du rectum. Un radiologue examine les clichés à la recherche d'excroissances anormales.
- Des **analyses de laboratoire** permettent de trouver des marqueurs du cancer, comme du sang dans les selles.

La seule méthode de dépistage qui permet d'éliminer les polypes est l'endoscopie. Les procédures endoscopiques de dépistage du cancer colorectal sont la coloscopie et la sigmoïdoscopie flexible.

Les polypes retirés sont envoyés à un spécialiste appelé pathologiste. Ce médecin recherche les cellules cancéreuses dans les polypes en les observant au microscope. S'il trouve des cellules cancéreuses, le diagnostic de cancer est posé.

Dépistage vs. diagnostic

Le dépistage du cancer est effectué si vous ne présentez aucun signe ni symptôme de cancer colorectal. Lorsque vous avez des signes ou des symptômes, l'objectif des examens est de trouver le problème et de poser un diagnostic. Si vous présentez les signes ou symptômes ci-dessous, demandez à votre médecin de procéder immédiatement à un dépistage du cancer colorectal :

Anémie ferriprive

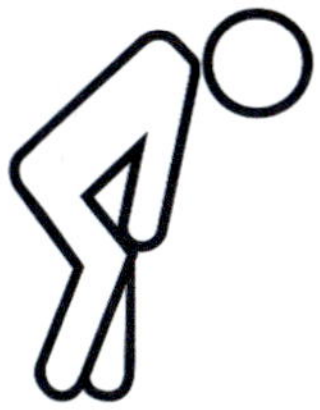

Sang dans les selles

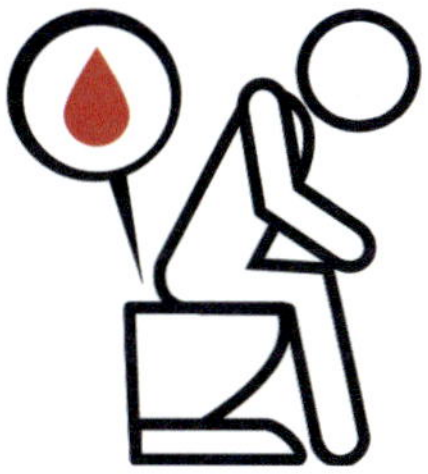

Changement dans votre transit intestinal

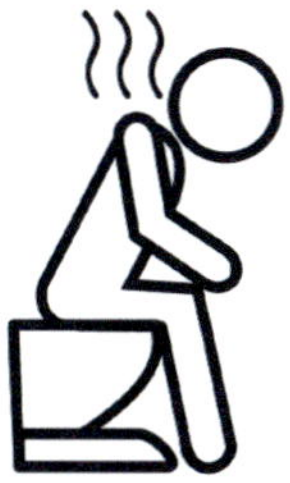

Qui doit se faire dépister ?

Le risque est la probabilité qu'un événement se produise. Le risque fait partie de la vie. Nous prenons des risques lorsque nous mangeons, voyageons et investissons de l'argent. La vie comporte également un risque de problèmes de santé, notamment de cancer.

Certaines personnes sont plus susceptibles d'avoir un cancer colorectal que d'autres

Les éléments qui augmentent le risque sont appelés facteurs de risque. Par exemple, un facteur de risque de contracter un rhume est le contact étroit avec une personne infectée.

Il existe de nombreux facteurs de risque pour le cancer colorectal. Certains peuvent être corrigés, comme par exemple :

- Manger des aliments hautement transformés
- Fumer
- Ne pas faire d'exercice

D'autres facteurs de risque ne peuvent pas être corrigés, tels que :

- Votre âge
- Vos antécédents médicaux

Si vous présentez des facteurs de risque, cela ne signifie pas que vous êtes certain d'avoir un cancer colorectal. De même, vous pouvez avoir un cancer colorectal même si vous ne présentez aucun facteur de risque connu.

Certains facteurs de risque influent sur le moment opportun pour un dépistage du cancer

Tous les facteurs de risque n'ont pas le même effet. **Reportez-vous au Guide 1** pour voir les niveaux de risque utilisés pour adapter le dépistage du cancer colorectal à chaque personne.

Apprenez quel est votre risque de cancer colorectal avant l'âge de 40 ans, afin de ne pas commencer le dépistage trop tard. Découvrez votre risque plus tôt si un membre de votre famille a été touché par un cancer colorectal.

Guide 1. Niveaux de risque du cancer colorectal

Risque moyen	Vous avez au moins 45 ans et ne présentez aucun autre facteur de risque majeur
Risque accru	Votre famille biologique présente des antécédents de cancer colorectal ou de polypes précancéreux avancés
	Vous avez eu un cancer colorectal ou des polypes qui augmentent le risque de cancer
	Vous avez l'une de ces maladies inflammatoires chroniques de l'intestin : • Rectocolite hémorragique • Colite de Crohn
Risque élevé	Vous avez l'un des syndromes de cancer familial suivants : • Syndrome de Lynch • Syndromes de polypose, tels que la polypose adénomateuse familiale classique et atténuée

Le moment opportun pour commencer les dépistages du cancer colorectal ou se faire dépister à nouveau est abordé dans les chapitres suivants.

- Le chapitre 2 traite du dépistage chez les personnes présentant un risque moyen.
- Le chapitre 3 traite du dépistage en cas d'antécédents familiaux de cancer colorectal ou de polypes précancéreux. Il aborde également brièvement les syndromes du cancer familial.
- Le chapitre 4 aborde les nouveaux dépistages si vous avez eu des polypes précancéreux ou un cancer colorectal.
- Le chapitre 5 explique le processus de dépistage si vous êtes atteint d'une maladie inflammatoire chronique de l'intestin.

"

Le dépistage du cancer colorectal est EXTRÊMEMENT important ! Le cancer colorectal est l'un des rares cancers qui non seulement se traite très bien lorsqu'il est détecté à un stade précoce, mais qui peut aussi être prévenu par un dépistage régulier ! Si vous n'aimez pas l'idée de vous préparer à une coloscopie ou de prélever des selles pour un test de dépistage à domicile, je peux vous assurer, en tant que survivant d'un cancer du côlon de stade 3, que ces méthodes sont bien moins désagréables que les traitements comme la radiothérapie et la chimiothérapie !

\- Ben

Qu'est-ce qui sauve des vies en dehors du dépistage ?

Le dépistage est important pour prévenir le cancer colorectal. Il existe 7 autres actions que vous pouvez entreprendre pour prévenir le cancer colorectal :

1. Prendre de l'aspirine

Le fait de prendre de l'aspirine tous les jours pendant au moins 5 à 10 ans protège contre l'apparition du cancer colorectal. Demandez à votre médecin si l'aspirine n'est pas contre-indiquée dans votre cas. La prise d'aspirine peut provoquer des hémorragies internes.

2. Manger sainement

- Mangez beaucoup d'aliments d'origine végétale.
- Mangez des quantités limitées de viande rouge et évitez la viande transformée.
- Limitez la consommation d'aliments transformés et ultra-transformés.
- Ne comptez pas uniquement sur les compléments alimentaires pour obtenir des nutriments. Puisez vos nutriments dans les aliments naturels.

3. Boire peu, voire pas d'alcool

Une consommation élevée ou modérée d'alcool peut augmenter le risque de cancer colorectal. La quantité d'alcool qui ne présente aucun danger dépend de la biologie de chacun. Le risque de cancer du côlon n'augmente pas dans le cadre d'une consommation d'un verre par jour pour les femmes et deux verres par jour pour les hommes.

4. Bouger plus et être moins sédentaire

La pratique régulière d'une activité physique a été associée à un risque moindre de cancer colorectal.

5. Avoir un apport en vitamine D suffisant

De faibles apports de vitamine D peuvent augmenter le risque de cancer colorectal. Prévenez ces carences en consommant des aliments contenant de la vitamine D. La vitamine D est présente dans le saumon, le thon, le maquereau et le jaune d'œuf. Vous pouvez également consommer des aliments enrichis en vitamine D et prendre des compléments alimentaires.

Votre peau fabrique de la vitamine D lorsqu'elle est exposée au soleil. Il est conseillé d'utiliser de la crème solaire lorsque vous restez dehors pendant une période prolongée. L'utilisation d'une crème solaire peut limiter la quantité de vitamine D fabriquée par la peau.

6. Maintenir un poids santé

L'obésité est un autre facteur de risque du cancer colorectal. L'indice de masse corporelle (IMC) est une mesure de la graisse corporelle. Un IMC compris entre 18,5 et 24,9 correspond à un poids normal. Surveiller votre poids, votre alimentation, les calories consommées et votre niveau d'activité peut vous aider à atteindre vos objectifs.

7. Arrêter de fumer

Si vous fumez, arrêtez ! Demandez de l'aide à votre médecin, votre infirmier/infirmière ou votre pharmacien. Vous pouvez bénéficier de conseils et d'un suivi pour arrêter de fumer. Certains médicaments peuvent aider à mettre fin à la sensation de manque et aux symptômes de sevrage.

Points clés

- Le cancer colorectal désigne le cancer du côlon ou du rectum. Ces deux organes font partie du système digestif. Ils aident à éliminer les selles de l'organisme.
- Un polype est une excroissance de la paroi interne du côlon ou du rectum. Si la plupart des polypes ne deviennent pas des cancers, presque tous les cancers colorectaux commencent par des polypes.
- Le dépistage du cancer colorectal sauve des vies. Il prévient le cancer en détectant et en retirant les polypes avant qu'ils ne deviennent cancéreux. Il permet également de détecter le cancer à un stade précoce, lorsqu'une guérison est plus probable.
- Le risque est la probabilité qu'un événement se produise. Le risque de cancer fait partie de la vie pour tout le monde.
- Les éléments qui augmentent le risque sont appelés facteurs de risque. Il existe de nombreux facteurs de risque pour le cancer colorectal.
- Certains facteurs de risque augmentent le risque de cancer colorectal plus que d'autres. Les facteurs de risque qui influent sur le moment opportun pour un dépistage du cancer colorectal sont l'âge et l'état de santé. Le risque de cancer colorectal est classé en trois catégories : risque moyen, risque accru et risque élevé.
- Le fait de prendre de l'aspirine et d'avoir un mode de vie sain peuvent contribuer à prévenir le cancer colorectal, en complément du dépistage du cancer.

Le cancer n'attend pas, alors n'attendez pas non plus

Pendant la pandémie de COVID-19, le nombre de personnes effectuant les dépistages recommandés du cancer a chuté. Les dépistages non réalisés peuvent conduire à des diagnostics tardifs et à des chances de guérison bien plus minces.

N'attendez pas et ne négligez pas les soins de santé de routine. Prenez soin de vous en effectuant des dépistages de routine du cancer. Demandez à votre médecin quand et à quelle fréquence vous devez vous faire dépister.

Pour en savoir plus sur le message du NCCN « Le cancer n'attend pas, alors n'attendez pas non plus », consultez le site NCCN.org/resume-screening.

2

Risque moyen de cancer colorectal

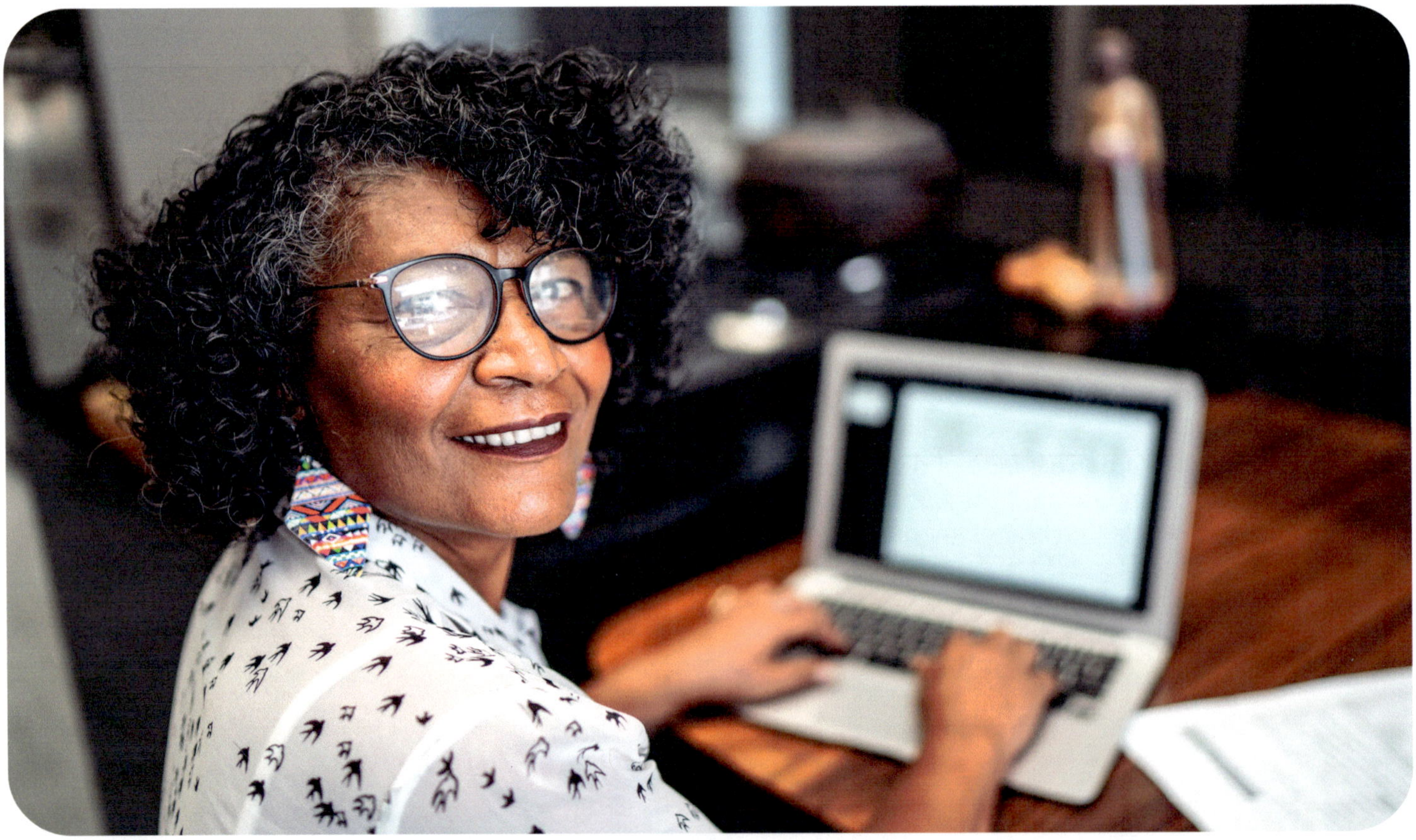

La plupart des personnes exposées à un risque de cancer colorectal ont un risque moyen. Le risque moyen est basé sur l'âge et l'absence d'autres facteurs de risque majeurs.

Le dépistage commence à l'âge de 45 ans

Pendant des années, les personnes présentant un risque moyen commençaient le dépistage du cancer colorectal 50 ans. Mais le cancer colorectal est en augmentation chez les personnes de moins de 50 ans. Aujourd'hui, les personnes présentant un risque moyen commencent le dépistage dès 45 ans.

Le risque de cancer colorectal varie selon les origines ethniques. Aux États-Unis, les taux les plus élevés de cancer colorectal concernent les personnes noires. Les personnes noires doivent commencer le dépistage du cancer colorectal dès l'âge de 45 ans, voire plus tôt s'il existe ou s'il a existé des cas de cancers colorectaux dans la famille.

Le cancer colorectal touche parfois des personnes de moins de 45 ans. Certaines personnes présentent un risque accru ou élevé de cancer colorectal, mais d'autres ne présentent aucun facteur de risque majeur. Discutez avec votre médecin pour savoir si vous devez commencer le dépistage du cancer avant 45 ans.

Pour les personnes en bonne santé, il est recommandé d'effectuer des dépistages du cancer colorectal jusqu'à 75 ans. Si vous avez entre 76 et 85 ans, le dépistage du cancer est une décision personnelle à prendre en concertation avec votre médecin. Posez des questions sur les avantages et les inconvénients du dépistage en fonction de votre état de santé. Le dépistage du cancer colorectal n'est pas nécessaire si vous avez plus de 85 ans.

Entre 45 et 75 ans

Faites-vous dépister (sauf si vous souffrez d'une maladie grave potentiellement mortelle).

Entre 76 et 85 ans

Le dépistage est une décision personnelle. Découvrez quels sont les avantages et les inconvénients pour vous.

86 ans et plus

Le dépistage n'est pas nécessaire.

Il existe différentes options de dépistage

Les personnes présentant un risque moyen de cancer colorectal ont le choix entre plusieurs options de dépistage. Le meilleur dépistage est celui que vous faites faire par quelqu'un d'autre. Tout dépistage est préférable à l'absence de dépistage. Demandez à votre médecin quels sont les avantages et les inconvénients de chaque option de dépistage.

Examen de dépistage visuel

Le dépistage visuel se fait à l'aide de dispositifs médicaux qui permettent aux médecins de voir à l'intérieur de votre corps. Il comprend la coloscopie, la sigmoïdoscopie flexible et le coloscanner. Une coloscopie est nécessaire en cas de résultats anormaux à la sigmoïdoscopie flexible ou au coloscanner.

Le dépistage visuel nécessite que vos intestins soient débarrassés de leurs selles. La préparation des intestins consiste en une alimentation liquide et des laxatifs puissants. Suivez les instructions de préparation de votre médecin avant le dépistage. Si vos intestins ne sont pas suffisamment propres, vous devrez peut-être reporter le rendez-vous, refaire cet examen ou effectuer un examen différent.

La biopsie est une procédure qui consiste à prélever des échantillons de tissus pour des examens complémentaires. La polypectomie est un type de biopsie qui permet d'enlever des polypes entiers (excroissances de la paroi interne de l'intestin). La biopsie peut uniquement être réalisée lors d'une coloscopie et lors d'une sigmoïdoscopie flexible. Un instrument de coupe est inséré à travers l'endoscope pour retirer les tissus. La plupart des polypes peuvent être retirés à l'aide d'un endoscope. Dans de rares cas, une intervention chirurgicale est nécessaire.

Dépistage par les selles

Le dépistage par les selles est plus facile à réaliser que les tests visuels. Vous recueillez chez vous un échantillon de vos selles dans un récipient. Vous envoyez ensuite cet échantillon à un laboratoire

Coloscopie

La coloscopie est une procédure qui permet aux médecins de voir l'intérieur des intestins. Vous serez sous sédatif pendant l'intervention. Votre médecin utilisera un dispositif portatif appelé endoscope. Les endoscopes conçus pour la coloscopie sont appelés coloscopes. Seule la partie fine, en forme de tube, du dispositif est guidée à travers l'anus, dans le rectum et dans le côlon. Le dispositif comporte une lumière, une caméra et un intrument de coupe.

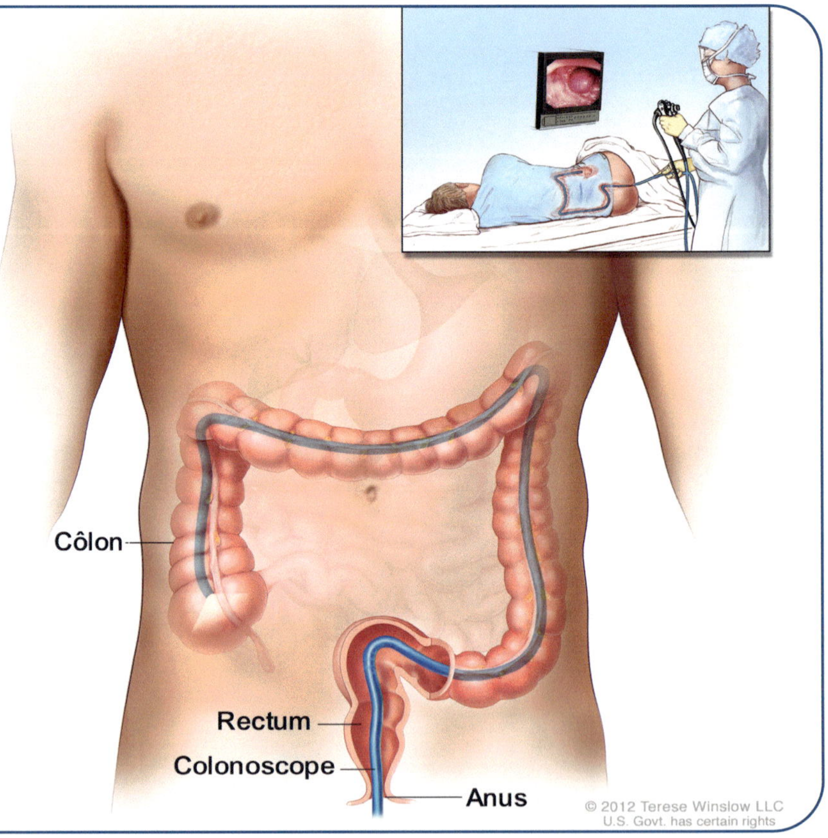

Options de dépistage en cas de risque moyen

Examen de dépistage visuel	Avantages	Inconvénients
Coloscopie Examen du côlon et du rectum à l'aide d'un dispositif fin inséré délicatement par l'anus	• Dépistage en une seule étape : aucun test supplémentaire n'est nécessaire • Intervalles très longs entre les dépistages si les résultats sont normaux	• Une préparation intestinale est nécessaire • Effectuée en dehors du domicile • Patient sous sédatifs • Faible risque de saignement, d'infection et de blessure
Sigmoïdoscopie flexible Examen de la dernière partie du côlon à l'aide d'un dispositif fin inséré délicatement par l'anus	• Longs intervalles entre les dépistages si les résultats sont normaux • La sédation n'est pas nécessaire	• Une préparation intestinale est nécessaire • Effectuée en dehors du domicile • N'évalue pas l'ensemble du côlon • Une coloscopie est nécessaire si des polypes sont découverts
Coloscanner Radiographies du côlon	• Longs intervalles entre les dépistages si les résultats sont normaux • La sédation n'est pas nécessaire	• Une préparation intestinale est nécessaire • Effectué en dehors du domicile • Risque de ne pas détecter les polypes plats • Un nouveau dépistage ou une coloscopie est nécessaire si des polypes sont découverts
Dépistage par les selles		
Test multicible d'ADN dans les selles (mt-sDNA) Analyse de laboratoire qui recherche les marqueurs génétiques du cancer dans les selles **Test au gaïac de haute sensibilité et test immunochimique fécal (TIF)** Analyses de laboratoire pour rechercher de petites quantités de sang dans les selles	• Vous prélevez vous-même vos selles à domicile • Aucune préparation n'est nécessaire • Aucun risque physique	• Une coloscopie est nécessaire si les résultats sont anormaux • Pas aussi précis que les tests visuels • Dépistage fréquent, même si les résultats sont normaux

pour qu'il soit analysé. Les analyses des selles comprennent le test immunochimique fécal (TIF), le test de dépistage de sang occulte dans les selles à haute sensibilité et le test multicible d'ADN dans les selles (mt-sDNA).

Bien que plus faciles, les analayses des selles ne sont pas aussi efficaces que les tests visuels pour détecter les polypes qui deviennent des cancers. En outre, le dépistage se fait en deux étapes si les résultats des analyses des selles sont anormaux. La seconde étape consiste à réaliser une coloscopie dans les 6 à 10 mois suivant l'analyse des selles. Aucun autre test n'est nécessaire si les résultats de la coloscopie après le TIF ou le mt-sDNA sont normaux.

Le prochain dépistage peut avoir lieu dans 10 ans

Lorsque les résultats du dépistage sont normaux, le dépistage suivant peut être effectué avec n'importe quelle méthode de dépistage. L'intervalle entre les dépistages varie en fonction de la méthode de dépistage précédemment utilisée. **Reportez-vous au Guide 2** pour les intervalles de dépistage en cas de risque moyen.

Le nouveau dépistage par coloscopie présente l'intervalle le plus long, soit 10 ans. Un nouveau dépistage par sigmoïdoscopie flexible peut être effectué dans 10 ans si vous effectuez le test TIF des selles chaque année.

L'intervalle après le dépistage visuel peut être ajusté en fonction de la qualité du dépistage utilisé précédemment. L'intervalle pourra être ramené à un an si votre intestin n'a pas été suffisamment dégagé ou si la procédure n'a pas été menée à son terme.

Si vous avez des polypes précancéreux ou un cancer colorectal, lisez le chapitre 4 pour connaître les étapes suivantes.

Guide 2. Nouveau dépistage en cas de risque moyen

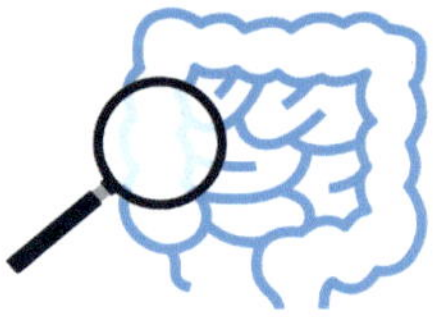

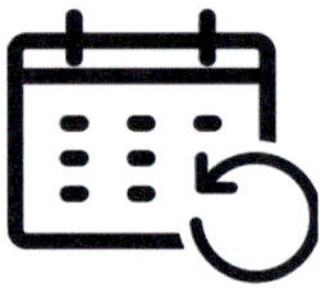

Options de dépistage	**Délai avant un nouveau dépistage si les résultats antérieurs étaient normaux**
Coloscopie	Nouveau dépistage dans 10 ans
Sigmoïdoscopie flexible	Nouveau dépistage dans 5 à 10 ans
Coloscanner	Nouveau dépistage dans 5 ans
Test multicible d'ADN dans les selles	Nouveau dépistage dans 3 ans
Test au gaïac de haute sensibilité	Nouveau dépistage dans 1 an
Test immunochimique fécal	Nouveau dépistage dans 1 an

Points clés

- Les personnes présentant un risque moyen de cancer colorectal commencent le dépistage à l'âge de 45 ans. Vous ne devez pas présenter d'autres facteurs de risque majeurs.
- Vous pouvez choisir le type de dépistage que vous souhaitez effectuer.
- Le meilleur dépistage est celui que vous faites faire par quelqu'un d'autre. Discutez des avantages et des inconvénients de chaque méthode de dépistage avec votre médecin afin de pouvoir faire un choix éclairé.
- Le délai jusqu'au prochain dépistage varie en fonction de la méthode de dépistage précédente. Le dépistage n'est pas nécessaire avant 10 ans si les résultats d'une coloscopie sont normaux. Le délai avant un nouveau dépistage après des tests des selles varie de 1 à 3 ans.

Nous voulons votre avis !

Notre objectif est de fournir des informations utiles et faciles à comprendre sur le cancer.

Répondez à notre enquête pour nous indiquer nos points forts et ce que nous pourrions améliorer :

NCCN.org/patients/feedback

« Le cancer colorectal a toujours été considéré comme une « maladie de personnes âgées ». Or des études ont montré qu'une personne née en 1990 ou après a 2 à 4 fois plus de risques de développer un cancer colorectal qu'une personne née en 1950. Pour cette raison, il est très important de se faire dépister à partir de 45 ans.

- Lara, survivante d'un cancer du rectum

3

Antécédents médicaux familiaux

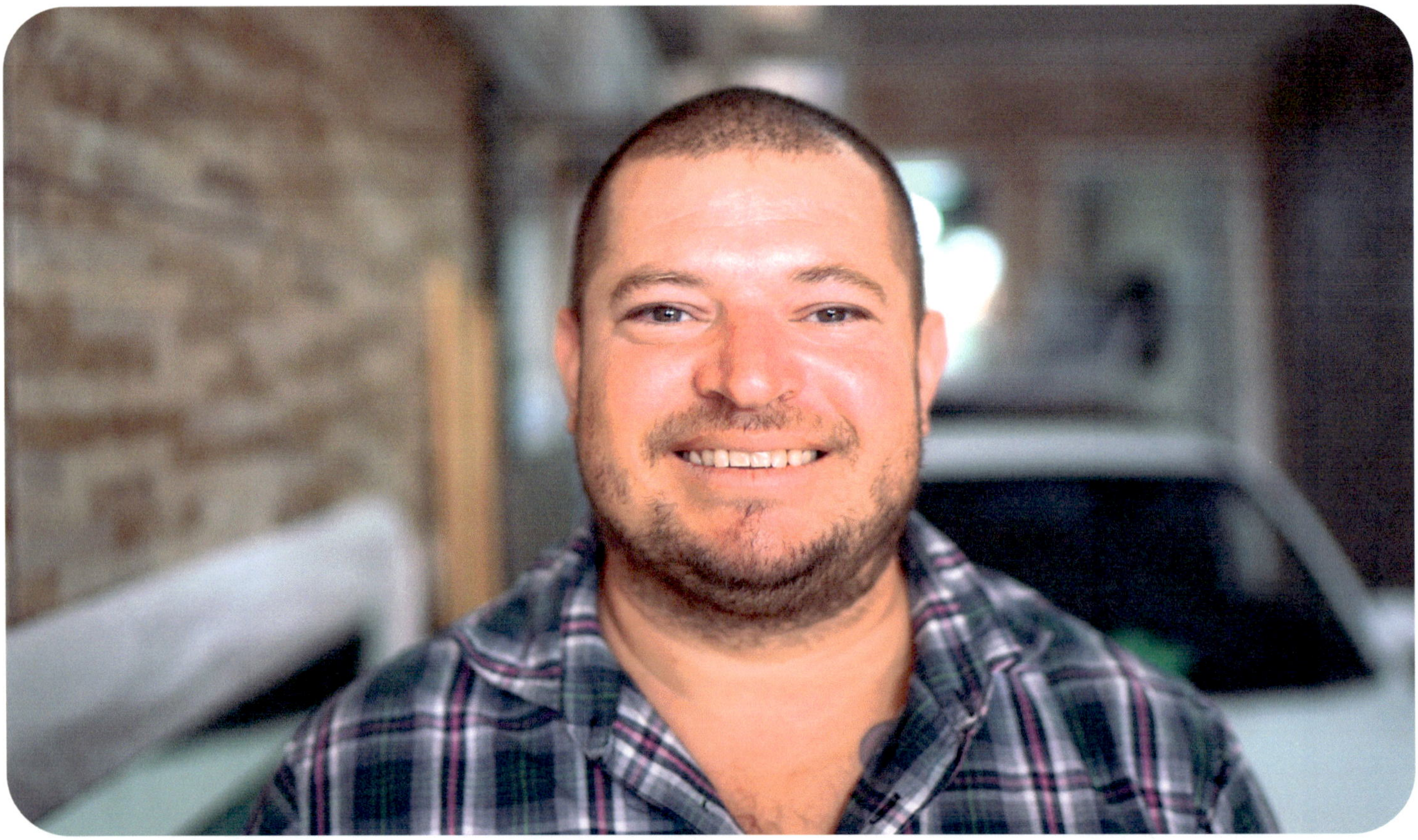

Le cancer colorectal n'est pas présent dans la plupart des familles. Environ 1 personne sur 3 atteinte d'un cancer colorectal a un membre de sa famille qui a également été touché par ce cancer. Les antécédents familiaux augmentent le risque, mais ils ne signifient pas que vous êtes certain d'avoir un cancer colorectal.

Antécédents à haut risque

Dans certaines familles, plusieurs parents biologiques sont atteints d'un cancer colorectal. Lorsque le cancer apparaît chez des membres de la famille plus jeunes ou chez plusieurs membres éloignés, il peut être dû à un syndrome de cancer familial.

Les syndromes de cancer familial sont causés par un gène anormal transmis d'un parent biologique à son enfant. Ils sont rares.

Votre médecin peut suspecter la présence d'un syndrome de cancer familial. Si c'est le cas, il vous orientera vers un spécialiste de la génétique. Ces spécialistes diagnostiquent et planifient la prise en charge des syndromes de cancer familial.

Il existe plusieurs types de syndromes de cancer familial qui sont synonymes d'un risque élevé de cancer colorectal :

- Le syndrome de Lynch est dû à une erreur héréditaire (mutation) dans les gènes de réparation des mésappariements (MMR). Le syndrome de Lynch est parfois appelé cancer colorectal héréditaire sans polypose (HNPCC), mais en réalité, ce n'est pas exactement la même chose.
- Les syndromes de polypose sont un groupe de syndromes cancéreux qui provoquent de multiples polypes colorectaux. Le plus courant est la polypose adénomateuse familiale (PAF).

Connaître les antécédents de sa famille

Les antécédents familiaux sont l'un des facteurs de risque les plus importants du cancer colorectal. Soyez prêt à communiquer les informations suivantes à votre médecin :

- Le type de cancer, le cas échéant, chez les parents biologiques
- Leur âge au moment du diagnostic du cancer
- Leur âge actuel ou leur âge au moment du décès
- Les problèmes de santé héréditaires et les anomalies congénitales dans votre famille

“

Mes tests génétiques, qui ont révélé que j'étais porteuse d'une mutation MSH2 (syndrome de Lynch), m'ont aidée à prendre des décisions sur mon traitement futur et à comprendre mon risque futur d'avoir d'autres cancers. Cela m'a donné l'occasion d'être proactive en ce qui concerne ma propre santé.

\- Wenora, trois fois survivante du cancer

Parents biologiques

Les parents biologiques sont des membres de la famille qui sont liés à vous de naissance. Les antécédents médicaux de vos parents biologiques sont importants pour déterminer votre risque de cancer colorectal. Vous partagez environ la moitié (50 %) de vos gènes avec les parents au premier degré. Vous partagez un quart (25 %) de vos gènes avec des parents au second degré. Vous et vos parents au troisième degré partagez 12,5 % de vos gènes.

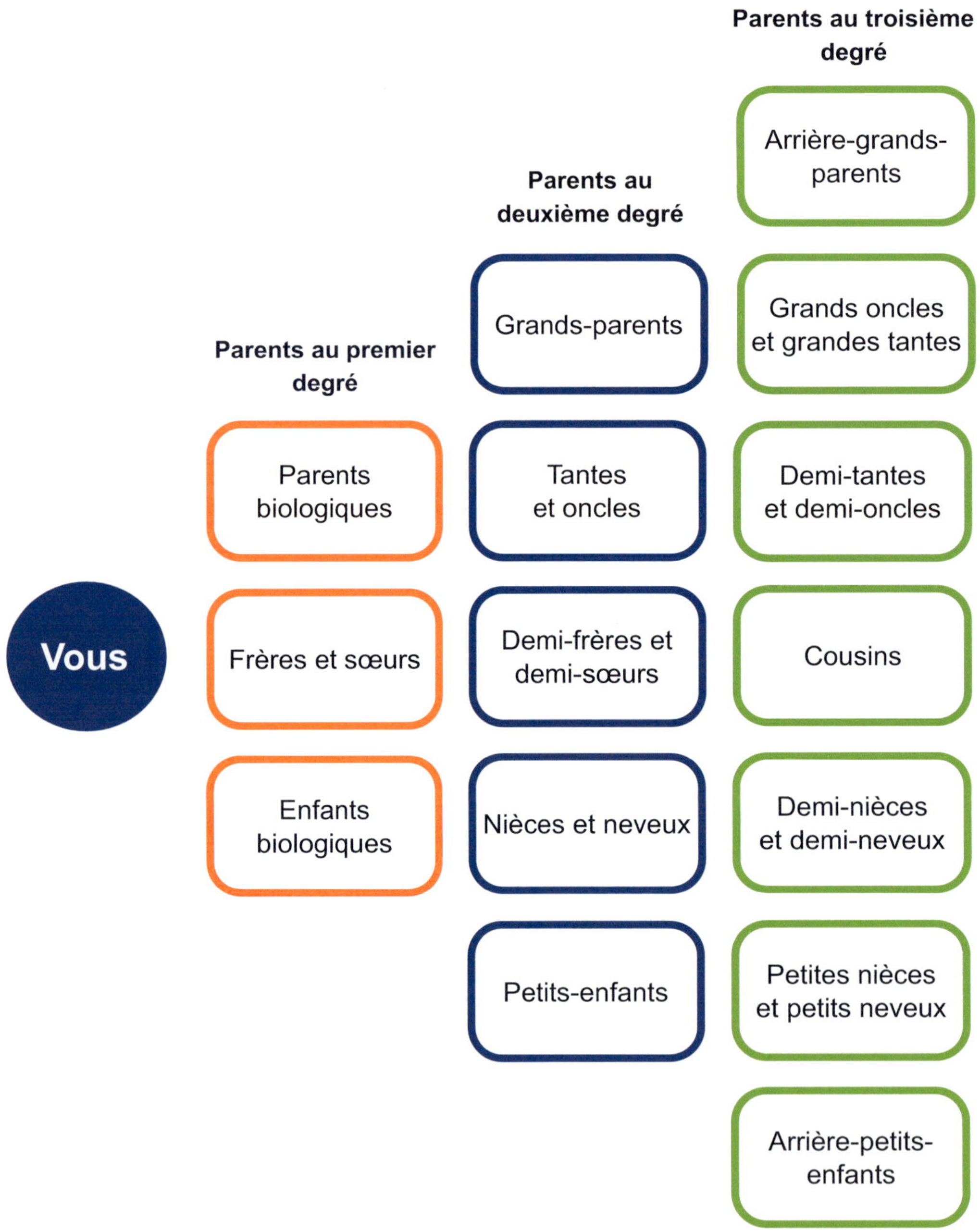

Antécédents à risque accru

La plupart des familles ayant des antécédents de cancer colorectal ne présentent pas de syndrome de cancer familial. Dans ces familles, la cause du cancer n'est pas claire. Le cancer peut être causé par des gènes communs, des expériences communes, ou les deux.

Antécédents familiaux de cancer colorectal

Vous avez un risque accru de cancer colorectal si un parent biologique a eu un cancer colorectal. Une cause génétique est probable si de nombreux membres de la famille ont eu un cancer colorectal. Elle est également plus probable si leur cancer est survenu avant l'âge de 45 ans.

Antécédents familiaux d'adénome

Votre risque est accru si un parent au premier degré a eu un adénome avancé. L'adénome est un type courant de polype.

L'adénome avancé présente une ou plusieurs de ces trois caractéristiques :

- Dysplasie de haut grade : la dysplasie est un mode de croissance cellulaire anormale. La dysplasie de haut grade est constituée de cellules susceptibles de devenir des cancers.
- Grande taille : un adénome est de grande taille quand il mesure 1 centimètre ou plus.
- Histologie villeuse ou tubulovilleuse : les adénomes tubuleux sont les plus courants, mais les adénomes villeux et tubulovilleux sont plus susceptibles de devenir des cancers. Les adénomes dentelés traditionnels (TSA) présentent un mode de croissance villeux.

Antécédents familiaux de polype dentelé sessile

Votre risque est accru si un parent au premier degré a eu un polype dentelé sessile (SSP). Le SSP est l'un des nombreux types de polypes qui présentent un motif cellulaire en dents de scie. Comme les

Modes de croissance des adénomes

Les adénomes présentent 3 modes de croissance. Dans les adénomes tubuleux, les glandes ont une forme arrondie (à gauche). Les adénomes villeux ont de longues glandes (au milieu). Les adénomes tubulovilleux sont un mélange des deux glandes (à droite).

Tubuleux : https://commons.wikimedia.org/wiki/File:Tubular_adenoma_2_intermed_mag.jpg
Adénome villeux : https://commons.wikimedia.org/wiki/File:Villous_adenoma1.jpg
Adénome tubulovilleux : https://commons.wikimedia.org/wiki/File:Villous_adenoma1.jpg

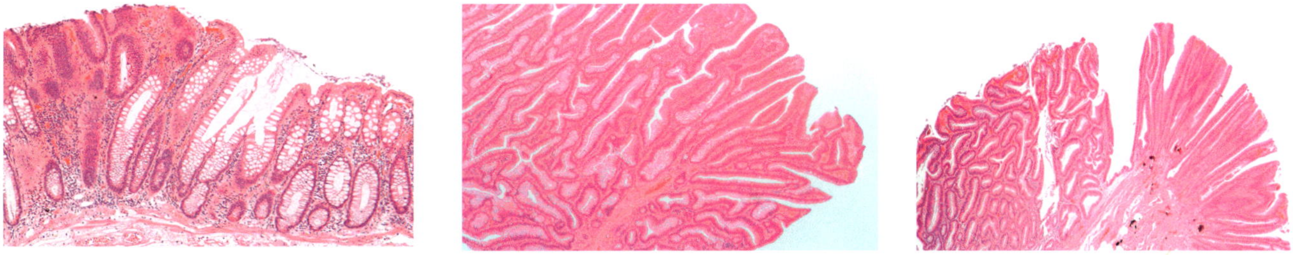

adénomes, les SSP sont associés à un risque accru de cancer. Le SSP avancé présente l'une de ces deux caractéristiques ou les deux :

- Dysplasie : un SSP peut présenter un foyer de dysplasie. Ces polypes sont appelés polypes dentelés sessiles avec dysplasie (SSP-d).
- Grande taille : un SSP est de grande taille quand il mesure 1 centimètre ou plus.

Dépistage en cas de risque accru

Par rapport au dépistage en cas de risque moyen, le dépistage à partir des antécédents familiaux commence souvent plus tôt et il est plus fréquent. **Reportez-vous au Guide 3** pour le dépistage basé sur les antécédents familiaux.

Votre calendrier de dépistage peut être adapté à vos besoins. Si 2 dépistages antérieurs ou plus n'ont révélé aucun problème, le délai entre les dépistages peut être allongé. D'autres facteurs peuvent influencer le dépistage, notamment votre âge ainsi que le nombre et l'âge des membres de votre famille touchés.

Si vous avez des polypes précancéreux ou un cancer colorectal, lisez le chapitre 4 pour connaître les étapes suivantes.

Vous pouvez aider votre famille en lui communiquant les résultats de votre dépistage. Pour cela, votre médecin pourra peut-être vous fournir des résultats d'examens ou une lettre que vous pourrez montrer à votre famille. Lorsque votre famille connaît vos antécédents, elle peut prendre des décisions éclairées pour elle-même.

Points clés

- Le syndrome de Lynch et les syndromes de polypose sont des maladies très rares qui se transmettent par voie familiale. Elles représentent des conditions à haut risque pour le cancer colorectal.
- Le dépistage du cancer colorectal commence le plus souvent avant l'âge de 40 ans si votre famille présente un cancer colorectal ou des polypes précancéreux, mais pas de syndrome de cancer familial. Vous pouvez effectuer un nouveau dépistage dès 5 ans, même si aucun polype n'est trouvé.
- Comme les antécédents familiaux influent sur le moment du dépistage du cancer, informez votre famille des résultats du dépistage. Vos proches seront alors en mesure de prendre des décisions éclairées pour eux-mêmes.

Montrez que vous tenez à eux, partagez les résultats de votre dépistage avec les membres de votre famille.

Guide 3. Dépistage basé sur les antécédents familiaux

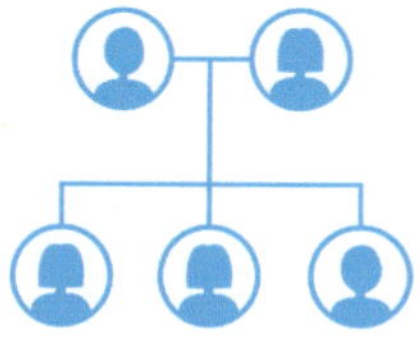 Vos antécédents familiaux	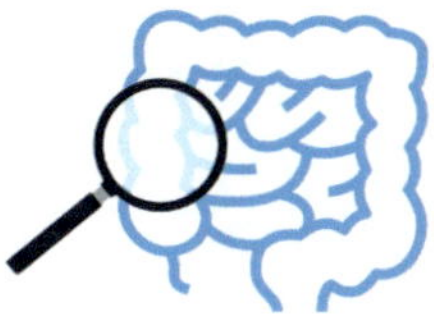 Commencez le dépistage par une coloscopie au premier des deux repères temporels		 Délai avant un nouveau dépistage si les résultats antérieurs étaient normaux
Un ou plusieurs de vos parents au premier degré ont eu un cancer colorectal	40 ans ou	10 ans avant le premier diagnostic de vos proches	Nouveau dépistage tous les 5 ans
Un ou plusieurs de vos parents au deuxième et troisième degré ont eu un cancer colorectal	45 ans ou	Avant l'âge de 45 ans si le cancer d'un parent était précoce	Nouveau dépistage tous les 10 ans
Un ou plusieurs de vos parents au premier degré ont eu un adénome avancé ou un polype dentelé sessile avancé	40 ans ou	Même âge que votre parent au moment du diagnostic	Nouveau dépistage tous les 5 à 10 ans

Polypes dentelés

Les polypes dentelés ont un motif cellulaire en dents de scie. Il existe 3 principaux types de polypes dentelés. Les polypes hyperplasiques sont dentelés, et la plupart ne sont pas associés à un risque de cancer. Les polypes dentelés sessiles peuvent devenir des cancers (illustration). Les adénomes dentelés traditionnels sont rares et peuvent devenir des cancers.

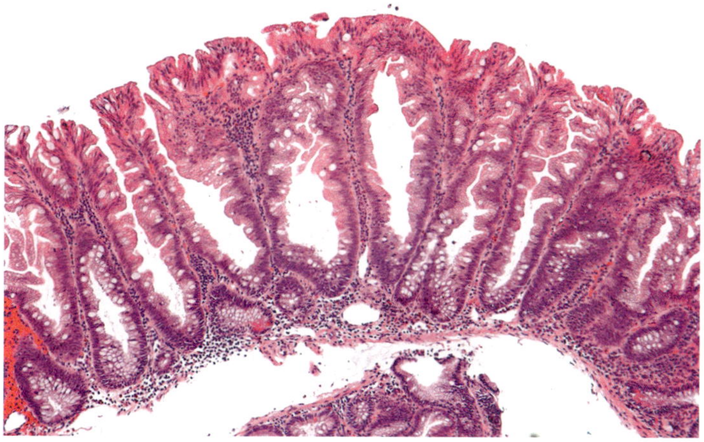

Dentelé : https://commons.wikimedia.org/wiki/File:Sessile_serrated_adenoma_2_intermed_mag.jpg

4
Polypes colorectaux et cancer

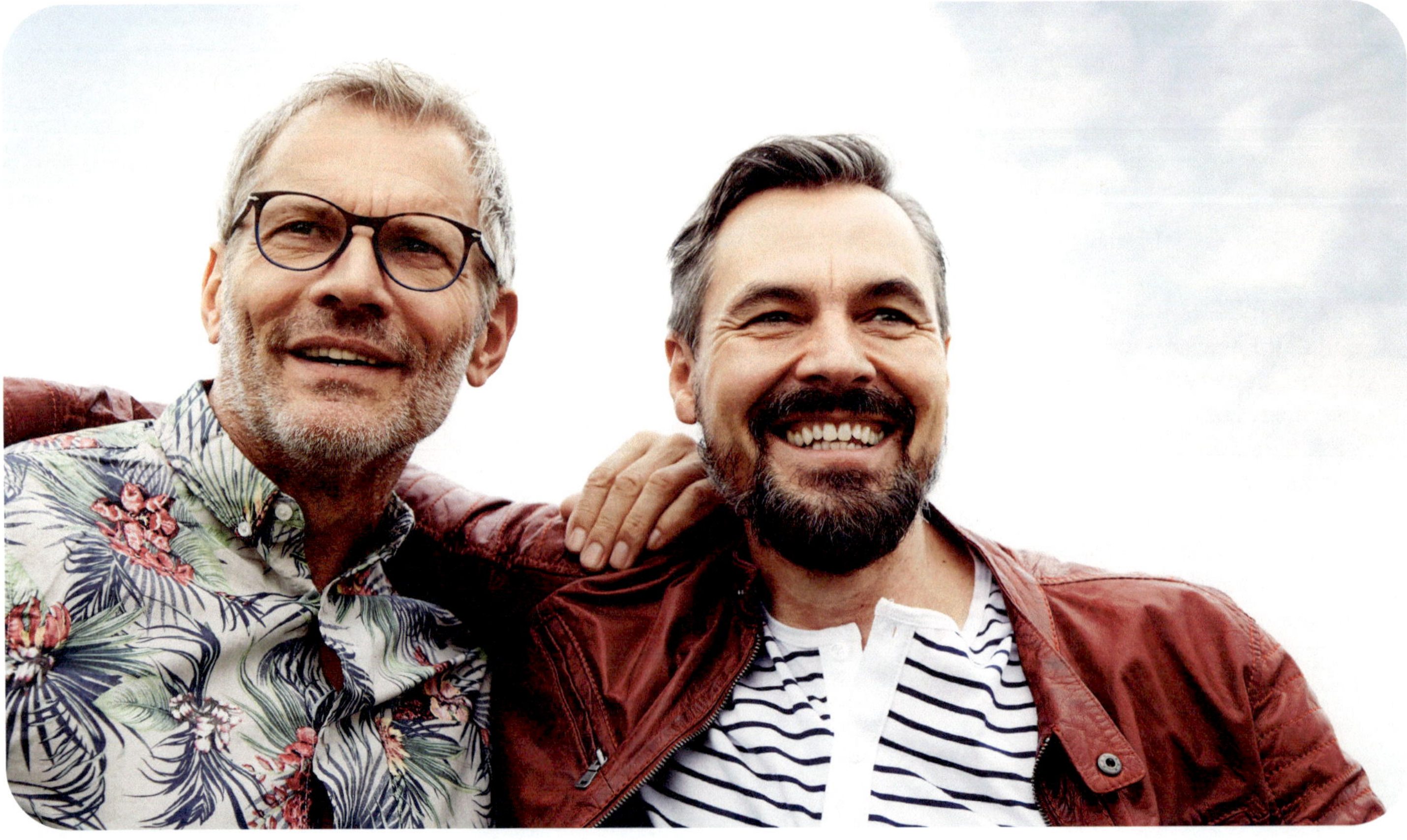

Un polype colorectal est une excroissance de la paroi interne du gros intestin. Les polypes retirés sont envoyés à un pathologiste pour être étudiés. Les étapes suivantes de la prise en charge dépendent de ce que votre médecin a vu pendant la coloscopie et sur les résultats d'anatomo-pathologie.

Polypes qui augmentent le risque

La plupart des polypes ne deviennent pas cancéreux, mais votre risque de cancer est accru si vous avez eu un ou plusieurs de ces trois polypes :

Adénome

Les adénomes sont également appelés polypes adénomateux, polypes traditionnels et polypes conventionnels. Ils sont le type le plus courant de polype colorectal. Il s'agit d'une excroissance de cellules ressemblant à des glandes qui fabriquent du mucus.

Certains adénomes sont plus susceptibles de devenir des cancers que d'autres. On parle alors d'adénomes « avancés ». L'adénome avancé présente une ou plusieurs de ces trois caractéristiques :

- Dysplasie de haut grade : la dysplasie de haut grade est constituée de cellules susceptibles de devenir des cancers.
- Grande taille : un adénome est de grande taille quand il mesure 1 centimètre ou plus.
- Histologie villeuse ou tubulovilleuse : les adénomes présentent trois types de modes de croissance appelés tubuleux, villeux et tubulovilleux. Le mode tubuleux est le plus courant, mais les adénomes villeux et tubulovilleux sont davantage susceptibles de devenir des cancers.

Polype dentelé sessile

Les polypes dentelés sessiles (SSP) sont surélevés par rapport à la paroi colorectale et présentent un motif cellulaire en dents de scie. Les SSP avancés présentent un risque accru de devenir un cancer. Le SSP avancé présente l'une de ces deux caractéristiques ou les deux :

- Dysplasie : un SSP peut présenter un foyer de dysplasie. Ces polypes sont appelés polypes dentelés sessiles avec dysplasie (SSP-d).
- Grande taille : un SSP est de grande taille quand il mesure 1 centimètre ou plus.

Adénome dentelé traditionnel

Les adénomes dentelés traditionnels (TSA) sont rares. Ils ont un mode de croissance villeux et un motif cellulaire en dents de scie. Ils peuvent développer une dysplasie. Si vous avez eu un TSA, vous risquez d'avoir un autre polype avec un risque élevé de devenir un cancer.

“

Nous avons tous une vie personnelle et professionnelle très prenante. Pourtant, le dépistage du cancer colorectal est rapide et facile et, quand il est effectué à temps, il peut vous sauver la vie.

- Evan, survivant d'un cancer du rectum

Polypes découverts par coloscopie

Certaines caractéristiques des polypes précancéreux suggèrent un risque accru de cancer colorectal. Certaines caractéristiques, comme la taille et la forme des polypes, peuvent être observées lors d'une coloscopie. D'autres sont observées au microscope.

Forme

Les polypes qui n'ont pas de tige sont plus difficiles à enlever et davantage susceptibles de devenir des cancers.

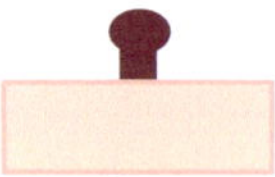
Pédiculé

Sessile

Plat

Déprimé

Type

Tous les polypes ne présentent pas un risque de cancer. Les polypes susceptibles de devenir cancéreux comprennent les adénomes (à gauche) et les polypes dentelés (à droite).

Crédits photos : Adénome villeux : commons.wikimedia.org/wiki/File:Villous_adenoma1.jpg (à gauche). Polype dentelé : commons.wikimedia.org/wiki/File:Sessile_serrated_adenoma_2_intermed_mag.jpg (à droite).

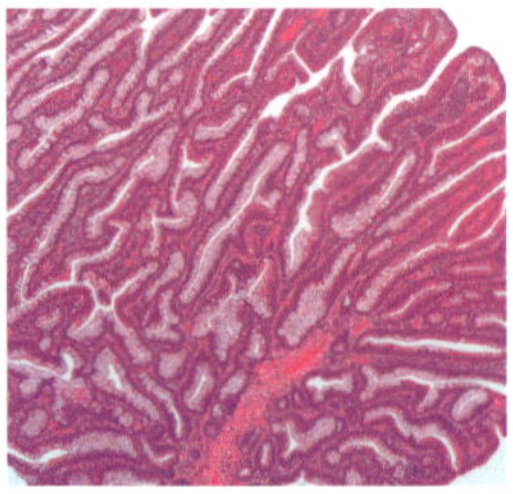

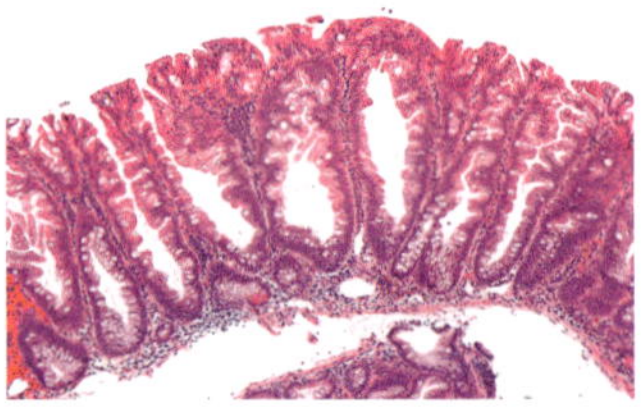

Taille

Le risque de cancer est élevé si les polypes mesurent 1 centimètre ou plus.

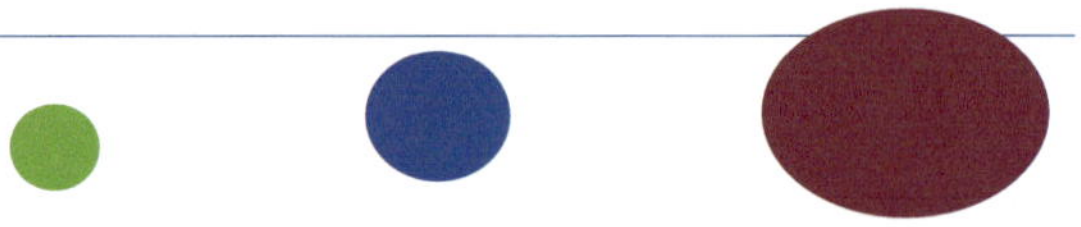
0,5 centimètre
Petit pois

1 centimètre
Myrtille

2 centimètres
Raisin

Nombre

Le risque de cancer est élevé s'il y a 3 polypes ou plus.

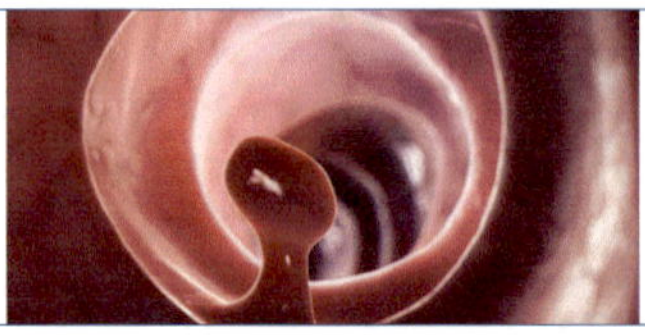

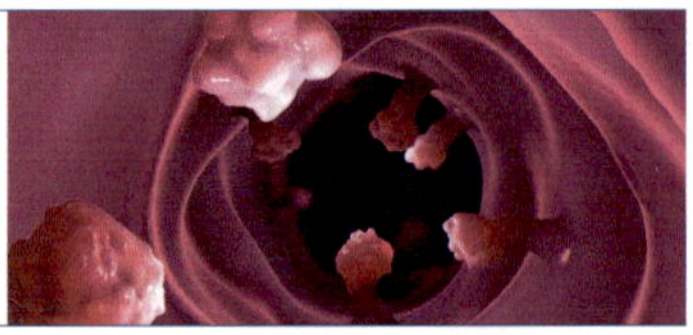

Localisation

Les polypes situés dans le côlon ascendant présentent un risque accru de cancer (à gauche). Les petits polypes hyperplasiques dans le côlon proximal peuvent nécessiter un dépistage plus poussé (à droite).

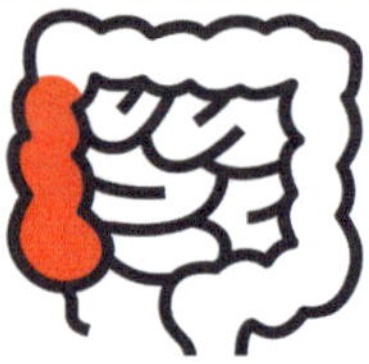
Ascendant

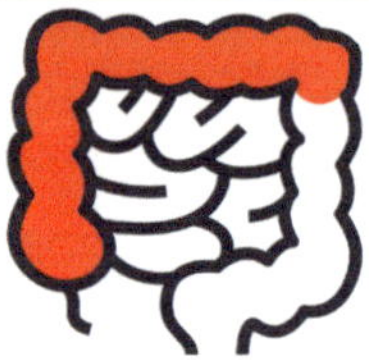
Proximal

Dysplasie

La dysplasie est un mode de croissance anormale. La dysplasie de haut grade a un aspect plus anormal que la dysplasie de bas grade.

Crédits photos : Côlon normal : commons.wikimedia.org/wiki/File:Colon,_intermed._mag.jpg (gauche). Dysplasie de bas grade : commons.wikimedia.org/wiki/File:Tubular_adenoma_-_colon,_intermed._mag.jpg (milieu). Dysplasie de haut grade : commons.wikimedia.org/wiki/File:Colon_adenoma_with_high-grade_dysplasia,_intermed._mag.jpg (à droite).

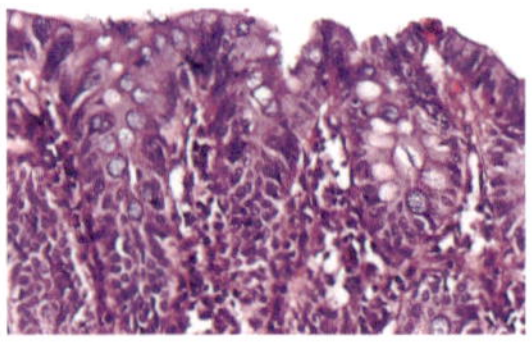
Côlon normal

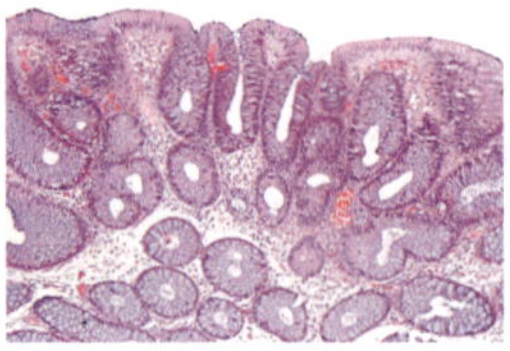
Dysplasie de bas grade

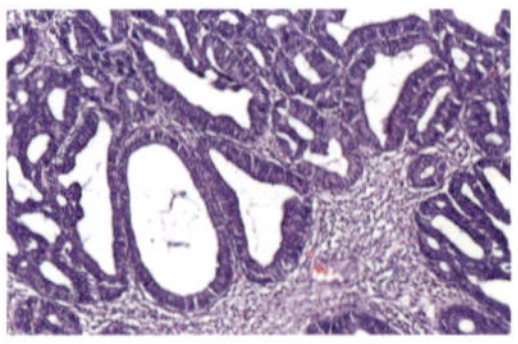
Dysplasie de haut grade

Guide 4. Nouveau dépistage après l'ablation de petits polypes précancéreux

Nombre et type de polype retiré	Délai avant un nouveau dépistage par coloscopie	Si les résultats du nouveau dépistage sont normaux, le délai jusqu'au prochain dépistage est prolongé
1 ou 2 adénomes	7 à 10 ans	10 ans
1 ou 2 polypes dentelés sessiles	5 ans	10 ans
Adénome dentelé traditionnel	3 ans	5 ans
1 ou 2 adénomes avancés (dysplasie de haut grade, histologie villeuse ou tubulovilleuse)	3 ans	5 ans
1 à 2 polypes dentelés sessiles avec dysplasie	3 ans	5 ans
3 à 10 adénomes ou polypes dentelés sessiles	3 ans	5 ans
11 adénomes ou polypes dentelés sessiles ou plus	1 à 3 ans	Le nombre élevé de polypes suggère que vous êtes atteint d'un syndrome de polypose. Si les tests génétiques montrent que ce n'est pas le cas ou en l'absence de tests génétiques, faites-vous dépister à nouveau.

Délai jusqu'au nouveau dépistage

Lorsqu'un ou deux petits adénomes sont découverts et retirés, le délai avant un nouveau dépistage est similaire à celui en cas de risque moyen. Si un autre polype venait à se développer, il faudrait de nombreuses années pour qu'il devienne un cancer. Le risque de récidive des polypes est plus élevé pour les polypes dentelés, l'intervalle est donc plus court. **Reportez-vous au Guide 4** pour les intervalles de dépistage après la découverte et l'ablation de petits polypes.

Si vous présentez un nombre élevé de polypes, cette situation est préoccupante. En effet, la présence de 3 à 10 polypes augmente le risque de cancer, même si les polypes ne sont pas avancés. La présence de plus de 11 polypes peut être due à un syndrome de cancer familial. Votre médecin devra alors vous orienter vers un test génétique.

Guide 5. Nouveau dépistage après l'ablation de polypes précancéreux de grande taille

Type de polype retiré	Délai avant un nouveau dépistage par coloscopie	Si les résultats du nouveau dépistage sont normaux, le délai jusqu'au prochain dépistage est prolongé
Polype pédiculé	3 ans	
Un polype sessile, plat ou déprimé sans autres caractéristiques préoccupantes	1 à 3 ans	3 ans
Un polype sessile, plat ou déprimé : • Présente un risque accru de récidive • A été retiré en morceaux	6 mois	1 an 3 ans
Un polype sessile, plat ou déprimé : • Présente des facteurs de risque de cancer invasif • N'a pas été entièrement retiré	Il est possible que vous soyez orienté vers un spécialiste en endoscopie des polypes de grande taille ou vers un chirurgien	

Les polypes de grande taille peuvent être difficiles à enlever et présenter d'autres caractéristiques qui augmentent le risque de cancer colorectal. Dans ce cas, le dépistage sera plus fréquent ou vous serez orienté vers des médecins spécialisés dans l'ablation des polypes de grande taille. **Reportez-vous au Guide 5** pour les intervalles de dépistage après la découverte et l'ablation des polypes de grande taille.

En général, les polypes hyperplasiques ne se transforment pas en cancer. Les médecins étudient si les grands polypes hyperplasiques se transforment en cancer. Les polypes hyperplasiques sont dentelés et peuvent être traités comme des polypes dentelés sessiles quand ils sont de grande taille.

En cas de récidive, votre gastroentérologue peut retirer le polype ou vous envoyer vers un autre médecin spécialisé dans les polypes colorectaux.

Cancer colorectal

Aux États-Unis, 1 personne sur 24 présentera un cancer colorectal au cours de sa vie. Si vous avez déjà eu un cancer colorectal, vous avez un risque accru de développer un nouveau (deuxième) cancer colorectal. Il ne s'agit pas là d'un retour du premier cancer, que l'on appelle une récidive. Ce risque concerne un nouveau polype qui deviendra un cancer avec le temps.

Pour plus d'informations sur la surveillance du cancer, reportez-vous aux *NCCN Guidelines for Patients : Cancer du côlon* ou *Cancer du rectum* sur NCCN.org/patientguidelines. Ces directives traitent également de la recherche de biomarqueurs d'instabilité des microsatellites (MSI) pour toutes les personnes ayant eu un cancer colorectal. Si les cellules cancéreuses présentent une MSI, vous devez également subir un test de dépistage du syndrome de Lynch. Le fait d'être atteint du syndrome de Lynch augmente le risque de cancer colorectal.

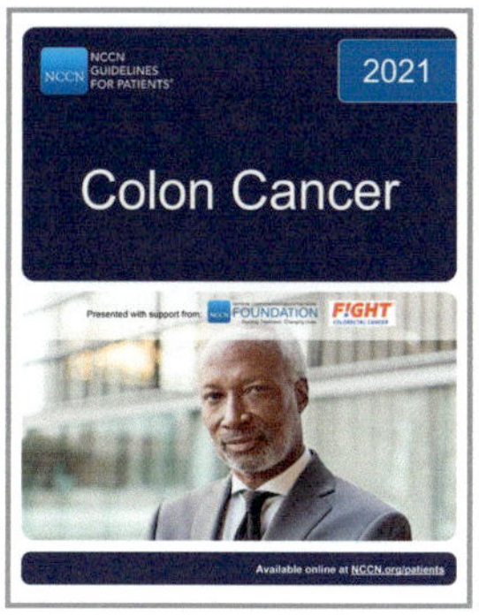

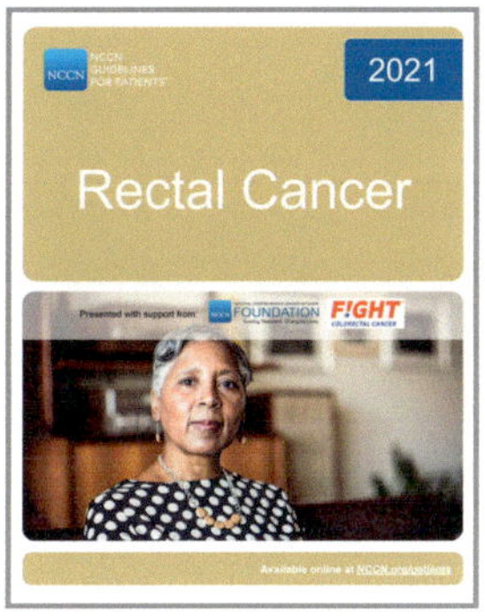

Les scientifiques ont beaucoup appris sur le cancer. Par conséquent, les traitements actuels fonctionnent mieux que les anciens traitements. En outre, de nombreuses personnes atteintes d'un cancer ont le choix entre plusieurs traitements.

Qui est le plus touché ?

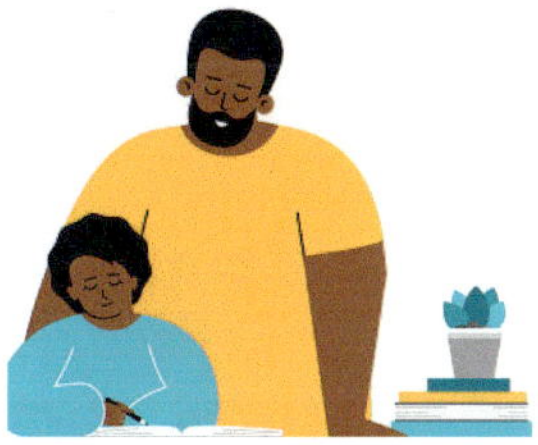

Aux États-Unis, les personnes noires sont plus susceptibles d'avoir un cancer colorectal, d'être diagnostiquées à un jeune âge et de mourir de ce cancer que tout autre groupe ethnique.

En outre, les personnes noires sont confrontées à de nombreux obstacles au dépistage du cancer colorectal.

Vous pouvez faire en sorte de vous faire dépister et de réduire votre risque de cancer colorectal :

- ✓ Parlez-en dès maintenant ! Avant l'âge de 45 ans, discutez de votre risque de cancer colorectal avec votre médecin.
- ✓ Connaissez vos antécédents familiaux de cancer colorectal, car ils peuvent justifier un dépistage plus précoce.
- ✓ Découvrez les nombreuses options envisageables pour le dépistage du cancer colorectal.
- ✓ Commencez le dépistage à temps et respectez le calendrier du dépistage de suivi.
- ✓ Consommez des aliments qui protègent contre le cancer colorectal et évitez les aliments peu diététiques.

Points clés

- Vous avez un risque accru de cancer colorectal si vous avez eu certains polypes. Ceux-ci comprennent les adénomes et les polypes dentelés sessiles.
- Après l'ablation de ces polypes, le moment du prochain dépistage dépend de plusieurs facteurs, comme le nombre de polypes. Le moment opportun dépend également de la présence de cellules anormales dans les polypes, du fait que ceux-ci n'ont pas été entièrement retirés ou qu'ils présentent des caractéristiques à haut risque.
- Si vous avez déjà eu un cancer colorectal, vous avez un risque accru de développer un nouveau polype cancéreux. Suivez les recommandations de surveillance dans les directives de traitement.

"

Une coloscopie a permis à mes médecins d'identifier ma mystérieuse maladie. Entendre les mots « vous avez un cancer » est un bouleversement. Mais le dépistage précoce de mon cancer colorectal de stade 2 m'a sauvé la vie.

– Heather

5

Maladie inflammatoire chronique de l'intestin

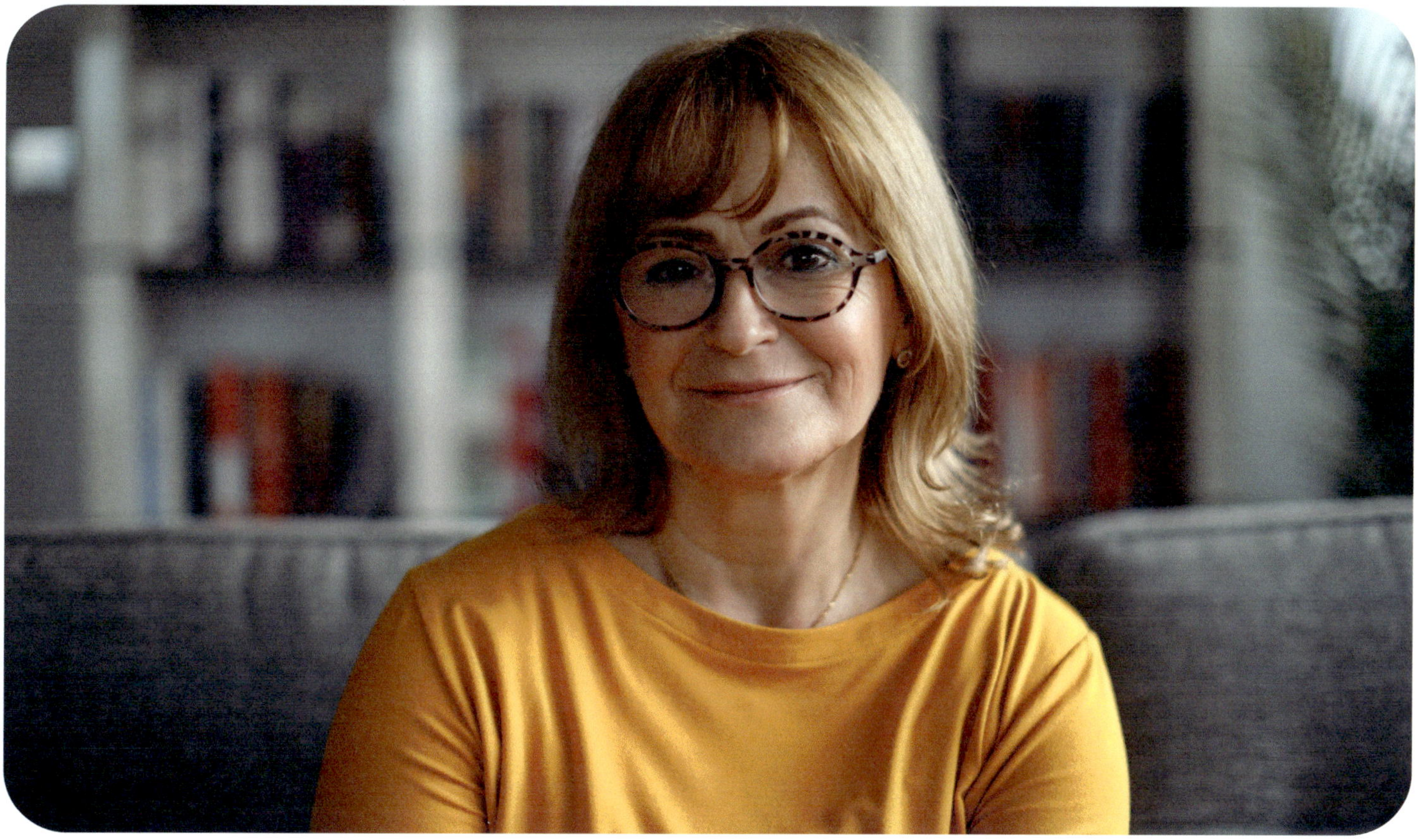

Les maladies inflammatoires chroniques de l'intestin (MICI) provoquent une inflammation et des dommages à long terme dans le tube digestif. Les deux types de MICI qui conduisent souvent au cancer colorectal sont la colite de Crohn et la rectocolite hémorragique.

Inflammation chronique et cancer

L'inflammation est une réaction défensive de l'organisme. Elle se produit lorsqu'un facteur physique déclenche le système immunitaire de l'organisme. Ce système envoie des cellules immunitaires pour attaquer le déclencheur physique. L'attaque peut provoquer des symptômes, tels que des gonflements et des douleurs.

Une inflammation normale contribue à la guérison de l'organisme. En revanche, l'inflammation chronique peut causer des dommages. Une inflammation chronique peut entraîner une croissance cellulaire anormale appelée dysplasie. La dysplasie peut devenir un cancer avec le temps.

Les maladies inflammatoires chroniques de l'intestin (MICI) sont une réponse anormale du système immunitaire à certaines cellules de la paroi intestinale. La colite de Crohn est un type de maladie de Crohn qui touche le côlon. La rectocolite hémorragique ne se manifeste que dans le côlon et le rectum.

Avoir une colite de Crohn ou une rectocolite hémorragique augmente le risque de cancer colorectal. Votre risque est encore plus élevé si vous présentez les facteurs de risque élevés suivants :

- Inflammation active ou grave et durable du côlon.
- Inflammation d'une grande partie du côlon.
- Dysplasie de la paroi du côlon. La dysplasie de haut grade est constituée de cellules susceptibles de devenir des cancers.
- Un problème de santé appelé cholangite sclérosante primitive, qui provoque une inflammation et un rétrécissement des voies biliaires.
- Des parents biologiques qui ont eu un cancer colorectal, surtout si le cancer est survenu avant 50 ans.

Si vous avez une inflammation qui se situe uniquement dans le rectum, vous pouvez suivre le dépistage en cas de risque moyen. Lisez le chapitre 2 pour obtenir des informations sur le dépistage.

“

Il est important de connaître les symptômes du cancer colorectal et de connaître son corps. Il ne faut pas attendre ou penser que le cancer n'arrive qu'aux autres.

\- Lara, survivante d'un cancer du rectum

Début du dépistage du cancer

La maladie de Crohn et la rectocolite hémorragique se déclarent souvent avant l'âge de 30 ans. On observe un second pic de ces deux maladies plus tard dans la vie.

Commencez le dépistage du cancer colorectal au moment qui intervient en premier pour vous :

- 8 ans après le début des symptômes d'une MICI
- Avant 8 ans si vous avez des antécédents familiaux de cancer colorectal
- Cette année si vous avez une cholangite sclérosante primitive

La dysplasie est difficile à voir car elle se produit souvent dans une section plate et d'apparence normale de la paroi du côlon. L'idéal est de faire un dépistage lorsque les MICI sont inactives en utilisant les meilleures méthodes pour voir la paroi colorectale.

La procédure de dépistage devrait toujours être une coloscopie. Votre médecin guide doucement un dispositif fin à travers votre anus et dans votre côlon. Cette intervention s'effectuera sous sédatif. Les trois options pour les MICI sont :

- L'endoscopie en lumière blanche haute définition (HD-WLE), qui produit plus d'un million de points colorés (pixels) pour les images de votre côlon. Les images sont plus claires lorsque le nombre de pixels augmente.
- La chromoendoscopie par projection de colorant à l'aide d'une endoscopie haute définition, qui applique une coloration sur la paroi interne du côlon.
- La chromoendoscopie virtuelle (VCE), qui utilise l'imagerie à bande étroite, n'utilise pas de colorants mais filtre la lumière blanche. Cette méthode est également appelée VCE optique.

Au cours du dépistage, au moins 32 échantillons de tissus sont prélevés (biopsies) dans quatre parties de votre côlon. Votre médecin décide des tissus à retirer et espace les biopsies de 10 centimètres. D'autres échantillons sont prélevés dans les zones rétrécies (rétrécissements), les masses sur la paroi du côlon ou d'autres zones anormales.

De plus, au cours de la chromoendoscopie, votre médecin effectue des biopsies ciblées des tissus d'apparence anormale qui peuvent être vus grâce au colorant ou à un éclairage spécial.

Délai jusqu'au nouveau dépistage

Si votre dernier dépistage a détecté un rétrécissement, vous devez être examiné par un spécialiste des MICI. Les rétrécissements du côlon peuvent présenter un cancer sous-jacent. L'étape suivante dans la prise en charge peut être la colectomie. La colectomie est une intervention chirurgicale qui consiste à retirer l'intégralité ou une partie de votre côlon. Si cette chirurgie n'est pas effectuée, vous devrez subir un nouveau dépistage dans un an.

Si le dépistage ne montre aucun polype ni aucune dysplasie, faites-vous dépister à nouveau dans un an si vous avez un risque élevé de cancer. Les caractéristiques à haut risque sont l'inflammation active, les antécédents familiaux et la cholangite sclérosante primitive. Effectuez un nouveau dépistage tous les 2 ou 3 ans si le risque de cancer est faible.

Les polypes sont souvent retirés lors du dépistage du cancer. Certains polypes peuvent nécessiter une ablation par résection muqueuse endoscopique (RME) ou par dissection sous-muqueuse endoscopique (DSE). Pendant la RME, le polype est soulevé de la paroi du côlon et retiré à l'aide d'une boucle en fil de fer appelée une anse. La DSE utilise un instrument ressemblant à un bistouri pour retirer les polypes.

Si un polype n'a pas été entièrement retiré, vous serez peut-être orienté vers un centre spécialisé dans les MICI. Dans ce centre, le polype pourra être retiré par endoscopie. Sinon, vous pouvez consulter un chirurgien pour discuter d'une colectomie.

Vous serez soumis à un nouveau dépistage du cancer colorectal si tous les polypes ont été entièrement retirés. Les polypes qui ont été retirés en morceaux ou qui présentaient une dysplasie de haut grade confèrent un risque très élevé de cancer. Dans ce cas, faites-vous dépister à nouveau dans 3 à 6 mois. Si vous présentez des facteurs de risque élevés de cancer colorectal, faites-vous dépister à nouveau dans un an. Vous pouvez attendre 2 à 3 ans si vous ne présentez aucun facteur de risque élevé.

La dysplasie invisible ne peut pas être vue avec un endoscope. Elle peut être détectée dans les échantillons prélevés au hasard lors d'une endoscopie en lumière blanche. Un pathologiste, spécialiste du système digestif, peut aider au diagnostic. Si la dysplasie est confirmée, vous devrez être examiné par un spécialiste des MICI. Les prochaines étapes de la prise en charge peuvent être une chromoendoscopie si elle n'a pas déjà été effectuée, une intervention chirurgicale ou un dépistage plus fréquent.

Reportez-vous au Guide 6 pour les délais jusqu'au nouveau dépistage en cas de MICI.

Guide 6. Dépistage en cas de maladies inflammatoires chroniques de l'intestin (MICI)

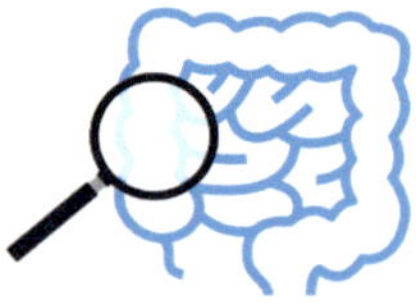

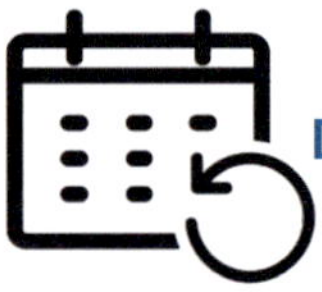

Résultats du dépistage d'une coloscopie effectuée précédemment	**Délai jusqu'au nouveau dépistage**
La coloscopie n'a montré aucun polype ni aucune dysplasie	• Effectuez un nouveau dépistage après un an si vous avez un rétrécissement mineur qui n'a pas été traité par chirurgie • Effectuez un nouveau dépistage dans un an si vous présentez des facteurs de risque élevés • Effectuez un nouveau dépistage dans 2 ou 3 ans si vous ne présentez pas de facteurs de risque élevés
Une dysplasie « invisible » (qui ne peut pas être vue avec un endoscope) a été découverte	• Vous devez être examiné par un spécialiste des MICI • Un nouveau dépistage par chromoendoscopie sera peut-être effectué si cela n'a pas déjà été fait • Vous serez peut-être orienté vers un chirurgien
Un ou plusieurs polypes ont été découverts	• Effectuez un nouveau dépistage dans 3 à 6 mois si un polype a été retiré en morceaux • Effectuez un nouveau dépistage dans 3 à 6 mois si un polype présente une dysplasie de haut grade • Effectuez un nouveau dépistage dans un an si vous présentez des facteurs de risque élevés • Effectuez un nouveau dépistage dans 2 ou 3 ans si vous ne présentez pas de facteurs de risque élevés

Points clés

- Les personnes atteintes de colite de Crohn et de rectocolite hémorragique présentent un risque accru de cancer colorectal.
- Le moment standard pour commencer le dépistage du cancer colorectal est de 8 ans après le début des symptômes des MICI. Le dépistage commence plus tôt si vous avez des antécédents familiaux ou une cholangite sclérosante primitive.
- La dysplasie peut être difficile à voir avec une coloscopie classique, c'est pourquoi les médecins utilisent des méthodes plus récentes pour mieux la repérer.
- Consultez un spécialiste des MICI si vous avez un rétrécissement ou une dysplasie invisible, ou si un polype n'a pas été entièrement retiré. Le délai jusqu'au prochain dépistage varie de 3 mois à 3 ans en fonction du risque de cancer.

Ressources

Cancer colorectal

Fight Colorectal Cancer
FightColorectalCancer.org

National Cancer Institute (NCI)
cancer.gov/types/colorectal

National Comprehensive Cancer Network (NCCN)

Cancer du côlon
nccn.org/patients/guidelines/content/PDF/colon-patient.pdf

Cancer du rectum
nccn.org/patients/guidelines/content/PDF/rectal-patient.pdf

Dépistage du cancer colorectal

Fight Colorectal Cancer
fightcolorectalcancer.org/resources/colorectal-cancer-screening

MyPathologyReport
mypathologyreport.ca

National Cancer Institute (NCI)
cancer.gov/types/colorectal/patient/colorectal-screening-pdq

Syndrome de cancer familial

MedlinePlus

Polypose adénomateuse familiale
medlineplus.gov/genetics/condition/familial-adenomatous-polyposis

Syndrome de Lynch
medlineplus.gov/genetics/condition/lynch-syndrome

Maladie inflammatoire chronique de l'intestin

Clinique de Cleveland
my.clevelandclinic.org/health/diseases/15587-inflammatory-bowel-disease-overview

Survie

National Comprehensive Cancer Network (NCCN)

Soins aux survivants pour une vie saine
nccn.org/patients/guidelines/content/PDF/survivorship-hl-patient.pdf

Soins aux survivants pour les effets tardifs et à long terme liés au cancer
nccn.org/patients/guidelines/content/PDF/survivorship-crl-patient.pdf

Mots clés

adénome
Excroissance de cellules ressemblant à des glandes qui fabriquent du mucus. Également appelé polype adénomateux, polype traditionnel et polype conventionnel.

adénome dentelé traditionnel (TSA)
Excroissance de cellules qui a un motif cellulaire en dents de scie.

anémie ferriprive
Pathologie dans laquelle le nombre de globules rouges sains est faible en raison d'une carence en fer.

anus
Orifice par lequel les selles sont évacuées.

biopsie
Procédure visant à prélever des échantillons de tissus ou de liquides pour les soumettre à des tests de dépistage.

cholangite sclérosante primitive
Pathologie qui provoque une inflammation et un rétrécissement des voies biliaires.

chromoendoscopie par projection de colorant
Procédure permettant d'examiner l'intérieur du côlon à l'aide de colorants et d'un dispositif qui crée des images très claires.

chromoendoscopie virtuelle (VCE)
Procédure permettant d'examiner l'intérieur du côlon à l'aide d'un dispositif qui filtre la lumière et qui est guidé à travers l'anus. Également appelée VCE optique.

colectomie
Chirurgie visant à retirer une partie du côlon.

colite de Crohn
Pathologie qui provoque un gonflement à long terme du côlon.

côlon
Organe creux dans lequel les aliments consommés passent de l'état liquide à l'état solide.

coloscanner
Radiographie du côlon.

coloscope
Dispositif guidé à travers l'anus pour effectuer un travail à l'intérieur du côlon.

coloscopie
Procédure pour examiner l'intérieur du côlon avec un dispositif guidé à travers l'anus.

dissection sous-muqueuse endoscopique (DSE)
Procédure qui consiste à enlever les excroissances à l'aide d'un bistouri spécial passé dans un orifice naturel.

dysplasie
Mode de croissance cellulaire anormale.

endoscope
Dispositif inséré par un orifice naturel pour effectuer un travail à l'intérieur du corps.

endoscopie en lumière blanche haute définition (HD-WLE)
Procédure permettant d'examiner l'intérieur du côlon à l'aide d'un dispositif qui crée des images très claires et qui est guidé à travers l'anus.

facteur de risque
Élément qui augmente les risques qu'un événement se produise.

gène de réparation des mésappariements (MMR)
Instructions à l'intérieur des cellules pour une protéine qui corrige les erreurs d'ADN qui se produisent lors de la fabrication des copies d'ADN.

HNPCC
Cancer colorectal héréditaire sans polypose

imagerie
Examen qui permet de prendre des photos (clichés) de l'intérieur du corps.

indice de masse corporelle (IMC)
Mesure de la graisse corporelle basée sur la taille et le poids.

instabilité des microsatellites (MSI)
Erreurs commises dans de petites parties répétées de l'ADN au cours du processus de copie en raison d'un système de réparation anormal.

intestin
Organe par lequel passent les aliments après avoir quitté l'estomac. Il est divisé en 2 parties appelées intestin grêle et gros intestin.

laxatif
Médicaments utilisés pour vider les intestins.

lymphe
Liquide clair contenant des globules blancs.

maladie de Crohn
Pathologie qui provoque un gonflement à long terme du tube digestif.

maladie inflammatoire chronique de l'intestin
Groupe de pathologies qui provoquent un gonflement à long terme du tube digestif.

mt-sDNA
Test multicible d'ADN dans les selles

muqueuse
Couche la plus interne de la paroi du côlon.

œsophage
Organe en forme de tube situé entre la gorge et l'estomac.

PAF
Polypose adénomateuse familiale

parents biologiques
Personnes liées à vous par la naissance.

pathologiste
Médecin spécialisé dans l'analyse des cellules et des tissus pour dépister des maladies.

polype
Excroissance de la paroi interne du tube digestif.

polype dentelé sessile (SSP)
Excroissance de cellules qui a un sommet surélevé et arrondi et un motif cellulaire en dents de scie. Également appelé adénome dentelé sessile.

polype dentelé sessile avec dysplasie (SSP-d)
Excroissance de cellules qui a un mode de croissance en dents de scie et un sommet surélevé et arrondi.

polype déprimé
Excroissance anormale qui se trouve sous les tissus environnants.

polype hyperplasique
Excroissance de cellules qui a un motif cellulaire en dents de scie.

polype pédiculé
Excroissance anormale qui a la forme d'un champignon.

polype plat
Excroissance anormale qui n'est pas surélevée ou qui est légèrement surélevée au-dessus des tissus environnants.

polype sessile
Excroissance de cellules qui a un sommet arrondi et une base large.

polypectomie
Intervention pour enlever une excroissance de cellules.

récidive
Retour d'un cancer après une période sans cancer.

rectocolite hémorragique
Pathologie qui provoque un gonflement à long terme du côlon ou du rectum.

rectum
Organe creux dans lequel les selles sont retenues jusqu'à ce qu'elles quittent le corps.

résection muqueuse endoscopique (RME)
Procédure qui consiste à enlever les excroissances en les soulevant puis en les coupant à l'aide d'une boucle métallique passée dans un orifice naturel.

rétrécissement
Resserrement anormal d'un organe creux.

SD-WLE
Endoscopie en lumière blanche à définition standard

selles
Aliments non utilisés éliminés par le corps. Également appelées excréments.

sigmoïdoscopie flexible
Procédure pour examiner l'intérieur de la dernière partie du côlon à l'aide d'un dispositif guidé à travers l'anus.

syndrome de Lynch
Pathologie au sein des familles qui augmente les risques de développer un cancer.

syndromes de polypose
Groupe de pathologies dans les familles qui provoquent de multiples polypes colorectaux.

système digestif
Ensemble d'organes qui transforment les aliments en petits fragments que le corps utilise comme énergie.

test de dépistage de sang occulte dans les selles à haute sensibilité
Analyse de laboratoire qui recherche de petites quantités de sang dans les selles.

test immunochimique fécal (TIF)
Analyse de laboratoire qui recherche de petites quantités de sang dans les selles.

test multicible d'ADN dans les selles (mt-sDNA)
Test de laboratoire qui recherche les marqueurs génétiques du cancer colorectal dans les selles.

vaisseau lymphatique
Petite structure en forme de tube dans laquelle circule un liquide appelé lymphe.

partagez votre expérience.

Répondez à notre enquête

Et contribuez à améliorer les NCCN Guidelines for Patients pour tout le monde !

NCCN.org/patients/comments

Contributeurs du NCCN

Ce guide patient est basé sur les NCCN Clinical Practice Guidelines in Oncology (NCCN Guidelines®) pour le dépistage du cancer colorectal, version 2.2021. Il a été adapté, révisé et publié avec l'aide des personnes suivantes :

Dorothy A. Shead, MS
Senior Director,
Patient Information Operations

Laura J. Hanisch, PsyD
Patient Information Program Manager

Susan Kidney
Senior Graphic Design Specialist

Les NCCN Clinical Practice Guidelines in Oncology (NCCN Guidelines®) pour le dépistage du cancer colorectal 2.2021 ont été élaborées par les membres du groupe d'experts du NCCN suivants :

Dawn Provenzale, MD, MS/Président
Duke Cancer Institute

*Reid M. Ness, MD, MPH/Vice-président
Vanderbilt-Ingram Cancer Center

Benjamin Abbadessa, MD
UC San Diego Moores Cancer Center

Christopher T. Chen, MD
Stanford Cancer Institute

Gregory Cooper, MD
Case Comprehensive Cancer Center/ University Hospitals Seidman Cancer Center and Cleveland Clinic Taussig Cancer Institute

Dayna S. Early, MD
Siteman Cancer Center at Barnes-Jewish Hospital and Washington University School of Medicine

*Mark Friedman, MD
Moffitt Cancer Center

Francis M. Giardiello, MD, MBA
The Sidney Kimmel Comprehensive Cancer Center at Johns Hopkins

Kathryn Glaser, MA, PhD
Roswell Park Comprehensive Cancer Center

Suryakanth Gurudu, MD
Mayo Clinic Cancer Center

Amy L. Halverson, MD
Robert H. Lurie Comprehensive Cancer Center of Northwestern University

Rachel Issaka, MD, MAS
Fred Hutchinson Cancer Center/ Seattle Cancer Care Alliance

Rishi Jain, MD, MS
Fox Chase Cancer Center

Priyanka Kanth, MD, MS
Huntsman Cancer Institute at the University of Utah

Trilokesh Kidambi, MD
City of Hope National Medical Center

Audrey J. Lazenby, MD
Fred & Pamela Buffett Cancer Center

Xavier Llor, MD, PhD
Yale Cancer Center/ Smilow Cancer Hospital

Lillias Maguire, MD
University of Michigan Rogel Cancer Center

Arnold J. Markowitz, MD
Memorial Sloan Kettering Cancer Center

*Folasade P. May, MD, PhD, MPhil
UCLA Jonsson Comprehensive Cancer Center

Robert J. Mayer, MD
Dana-Farber/Brigham and Women's Cancer Center | Massachusetts General Hospital Cancer Center

Shivan Mehta, MD, MBA, MS
Abramson Cancer Center at the University of Pennsylvania

Caitlin Murphy, PhD
UT Southwestern Simmons Comprehensive Cancer Center

Swati Patel, MD, MS
University of Colorado Cancer Center

*Shajan Peter, MD
O'Neal Comprehensive Cancer Center at UAB

*Laura Porter, MD
Patient advocate

Peter P. Stanich, MD
The Ohio State University Comprehensive Cancer Center - James Cancer Hospital and Solove Research Institute

Jonathan Terdiman, MD
UCSF Helen Diller Family Comprehensive Cancer Center

Jennifer M. Weiss, MD, MS
University of Wisconsin Carbone Cancer Center

Personnel du NCCN

Mallory Campbell, PhD

* A révisé ce guide patient. Pour les déclarations d'intérêt, rendez-vous sur NCCN.org/disclosures.

Centres de lutte contre le cancer du NCCN

Abramson Cancer Center
at the University of Pennsylvania
Philadelphie, Pennsylvanie
+1 800.789.7366 • pennmedicine.org/cancer

Fred & Pamela Buffett Cancer Center
Omaha, Nebraska
+1 402.559.5600 • unmc.edu/cancercenter

Case Comprehensive Cancer Center/ University Hospitals Seidman Cancer Center and Cleveland Clinic Taussig Cancer Institute
Cleveland, Ohio
+1 800.641.2422 • UH Seidman Cancer Center
uhhospitals.org/services/cancer-services
+1 866.223.8100 • CC Taussig Cancer Institute
my.clevelandclinic.org/departments/cancer
+1 216.844.8797 • Case CCC
case.edu/cancer

City of Hope National Medical Center
Los Angeles, Californie
+1 800.826.4673 • cityofhope.org

Dana-Farber/Brigham and Women's Cancer Center | Massachusetts General Hospital Cancer Center
Boston, Massachusetts
+1 617.732.5500
youhaveus.org
+1 617.726.5130
massgeneral.org/cancer-center

Duke Cancer Institute
Durham, Caroline du Nord
+1 888.275.3853 • dukecancerinstitute.org

Fox Chase Cancer Center
Philadelphie, Pennsylvanie
+1 888.369.2427 • foxchase.org

Huntsman Cancer Institute
at the University of Utah
Salt Lake City, Utah
+1 800.824.2073
huntsmancancer.org

Fred Hutchinson Cancer Research Center/Seattle Cancer Care Alliance
Seattle, Washington
+1 206.606.7222 • seattlecca.org
+1 206.667.5000 • fredhutch.org

The Sidney Kimmel Comprehensive Cancer Center at Johns Hopkins
Baltimore, Maryland
+1 410.955.8964
www.hopkinskimmelcancercenter.org

Robert H. Lurie Comprehensive Cancer Center of Northwestern University
Chicago, Illinois
+1 866.587.4322 • cancer.northwestern.edu

Mayo Clinic Cancer Center
Phoenix/Scottsdale, Arizona
Jacksonville, Floride
Rochester, Minnesota
+1 480.301.8000 • Arizona
+1 904.953.0853 • Floride
+1 507.538.3270 • Minnesota
mayoclinic.org/cancercenter

Memorial Sloan Kettering Cancer Center
New York, New York
+1 800.525.2225 • mskcc.org

Moffitt Cancer Center
Tampa, Floride
+1 888.663.3488 • moffitt.org

The Ohio State University Comprehensive Cancer Center - James Cancer Hospital and Solove Research Institute
Columbus, Ohio
+1 800.293.5066 • cancer.osu.edu

O'Neal Comprehensive Cancer Center at UAB
Birmingham, Alabama
+1 800.822.0933 • uab.edu/onealcancercenter

Roswell Park Comprehensive Cancer Center
Buffalo, New York
+1 877.275.7724 • roswellpark.org

Siteman Cancer Center at Barnes-Jewish Hospital and Washington University School of Medicine
St. Louis, Missouri
+1 800.600.3606 • siteman.wustl.edu

St. Jude Children's Research Hospital/ The University of Tennessee Health Science Center
Memphis, Tennessee
+1 866.278.5833 • stjude.org
+1 901.448.5500 • uthsc.edu

Stanford Cancer Institute
Stanford, Californie
+1 877.668.7535 • cancer.stanford.edu

UC Davis
Comprehensive Cancer Center
Sacramento, Californie
+1 916.734.5959 • +1 800.770.9261
health.ucdavis.edu/cancer

UC San Diego Moores Cancer Center
La Jolla, Californie
+1 858.822.6100 • cancer.ucsd.edu

UCLA Jonsson
Comprehensive Cancer Center
Los Angeles, Californie
+1 310.825.5268 • cancer.ucla.edu

UCSF Helen Diller Family
Comprehensive Cancer Center
San Francisco, Californie
+1 800.689.8273 • cancer.ucsf.edu

University of Colorado Cancer Center
Aurora, Colorado
+1 720.848.0300 • coloradocancercenter.org

University of Michigan
Rogel Cancer Center
Ann Arbor, Michigan
+1 800.865.1125 • rogelcancercenter.org

The University of Texas
MD Anderson Cancer Center
Houston, Texas
+1 844.269.5922 • mdanderson.org

University of Wisconsin
Carbone Cancer Center
Madison, Wisconsin
+1 608.265.1700 • uwhealth.org/cancer

UT Southwestern Simmons
Comprehensive Cancer Center
Dallas, Texas
+1 214.648.3111 • utsouthwestern.edu/simmons

Vanderbilt-Ingram Cancer Center
Nashville, Tennessee
+1 877.936.8422 • vicc.org

Yale Cancer Center/
Smilow Cancer Hospital
New Haven, Connecticut
+1 855.4.SMILOW • yalecancercenter.org

Notes

Index

Made in the USA
Monee, IL
24 March 2026

46761634R00029